N. Reinicke

Pflegewissen Demenz

Nadine Reinicke

PflegeWissen Demenz

2. Auflage

ELSEVIER

Elsevier GmbH, Hackerbrücke 6, 80335 München, Deutschland
Wir freuen uns über Ihr Feedback und Ihre Anregungen an kundendienst@elsevier.com

ISBN 978-3-437-25351-5
eISBN 978-3-437-18390-4

2. Auflage 2021

Wichtiger Hinweis für den Benutzer
Die medizinischen Wissenschaften unterliegen einem sehr schnellen Wissenszuwachs. Der stetige Wandel von Methoden, Wirkstoffen und Erkenntnissen ist allen an diesem Werk Beteiligten bewusst. Sowohl der Verlag als auch die Autorinnen und Autoren und alle, die an der Entstehung dieses Werkes beteiligt waren, haben große Sorgfalt darauf verwandt, dass die Angaben zu Methoden, Anweisungen, Produkten, Anwendungen oder Konzepten dem aktuellen Wissenstand zum Zeitpunkt der Fertigstellung des Werkes entsprechen.
Der Verlag kann jedoch keine Gewähr für Angaben zu Dosierung und Applikationsformen übernehmen. Es sollte stets eine unabhängige und sorgfältige Überprüfung von Diagnosen und Arzneimitteldosierungen sowie möglicher Kontraindikationen erfolgen. Jede Dosierung oder Applikation liegt in der Verantwortung der Anwenderin oder des Anwenders. Die Elsevier GmbH, die Autorinnen und Autoren und alle, die an der Entstehung des Werkes mitgewirkt haben, können keinerlei Haftung in Bezug auf jegliche Verletzung und/oder Schäden an Personen oder Eigentum, im Rahmen von Produkthaftung, Fahrlässigkeit oder anderweitig übernehmen.

Für die Vollständigkeit und Auswahl der aufgeführten Medikamente übernimmt der Verlag keine Gewähr.
Geschützte Warennamen (Warenzeichen) werden in der Regel besonders kenntlich gemacht (®). Aus dem Fehlen eines solchen Hinweises kann jedoch nicht automatisch geschlossen werden, dass es sich um einen freien Warennamen handelt.

Bibliografische Information der Deutschen Nationalbibliothek
Die Deutsche Nationalbibliothek verzeichnet diese Publikation in der Deutschen Nationalbibliografie; detaillierte bibliografische Daten sind im Internet über https://www.dnb.de abrufbar.

21 22 23 24 25 5 4 3 2 1

In ihren Veröffentlichungen verfolgt die Elsevier GmbH das Ziel, genderneutrale Formulierungen für Personengruppen zu verwenden. Um jedoch den Textfluss nicht zu stören sowie die gestalterische Freiheit nicht einzuschränken, wurden bisweilen Kompromisse eingegangen. Selbstverständlich sind **immer alle Geschlechter** gemeint.

Planung: Julia Lux, München
Projektmanagement und Herstellung: Birgit Pietzsch, München
Redaktion: Dr. Nikola Schmidt, Berlin
Rechteklärung: Max Kötter, Aljezur, Portugal
Satz: SPi Global, Puducherry, India
Druck und Bindung: Drukarnia Dimograf Sp. z o. o., Bielsko-Biała/Polen
Umschlaggestaltung: SpieszDesign, Neu-Ulm; Titelbild: Icons © Colourbox.com
Aktuelle Informationen finden Sie im Internet unter **www.elsevier.de**.

Vorwort

Die Reihe Pflegewissen wendet sich an professionelle Pflegekräfte, aber auch an pflegende Angehörige, die sich zu speziellen Fragen informieren möchten.

Die Struktur des Buches macht es leicht, sich zu orientieren. Verschiedene Teile des Textes sind durch Kästen hervorgehoben, in denen wichtige Informationen leicht zu finden sind:

- **Definition** erläutert komplexe Begriffe und Zusammenhänge.
- **Merke** weist auf besonders wichtige Aspekte hin.
- **Lese- und Surftipp** schlägt verlässliche, weiterführende Quellen und Literatur vor.
- **Achtung** nennt mögliche Gefahren.

Am Ende vieler Absätze in den Kapiteln finden sich Zahlen in eckigen Klammern, sie weisen auf das Literaturverzeichnis am Ende des Buches hin. Dort gibt es auch ein Register, das wichtige Begrifflichkeiten des Inhalts übersichtlich auflistet.

Pflegewissen Demenz widmet sich intensiv dem schwierigen Thema Demenz und greift es in all seinen Facetten auf. Neben einem praxisorientierten Überblick über die verschiedenen Formen und Symptome der demenziellen Erkrankungen beleuchtet es die vielseitigen Aspekte einer individuellen Annäherung an die Lebenswirklichkeit des dementen Menschen. Der besondere Schwerpunkt liegt auf der Vermittlung geeigneter Kommunikationsstrategien angesichts kognitiver Einschränkungen.

Dieses Buch soll betreuenden Personen helfen, pflegebedürftige Menschen, die an Demenz erkrankt sind, besser zu verstehen und Wege für einen menschenwürdigen und angemessenen Umgang mit den Betroffenen zu finden.

Berlin, Frühjahr 2021
Nadine Reinicke

Abbildungsnachweis

Der Verweis auf die jeweilige Abbildungsquelle befindet sich bei allen Abbildungen im Werk am Ende des Legendentextes in eckigen Klammern. Alle nicht besonders gekennzeichneten Grafiken und Abbildungen © Elsevier GmbH, München

A400 Reihe Pflege konkret, Elsevier GmbH, Urban & Fischer Verlag, München
L143 Heike Hübner, Berlin
L190 Gerda Raichle, Ulm

Fehler gefunden?

An unsere Inhalte haben wir sehr hohe Ansprüche. Trotz aller Sorgfalt kann es jedoch passieren, dass sich ein Fehler einschleicht oder fachlich-inhaltliche Aktualisierungen notwendig geworden sind.
Sobald ein relevanter Fehler entdeckt wird, stellen wir eine Korrektur zur Verfügung. Mit diesem QR-Code gelingt der schnelle Zugriff.
Wir sind dankbar für jeden Hinweis, der uns hilft, dieses Werk zu verbessern. Bitte richten Sie Ihre Anregungen, Lob und Kritik an folgende E-Mailadresse: kundendienst@elsevier.com

https://else4.de/978-3-437-25351-5

Inhaltsverzeichnis

1 Annäherung an eine verbreitete Krankheit

Demenz gilt als Schreckgespenst. In der Öffentlichkeit ist das Bild dieser Erkrankung untrennbar mit dem Verlust aller Funktionen verbunden, die den Menschen in seinem Menschsein ausmachen. An Demenz Erkrankte vergessen alles, erkennen die eigene Familie nicht mehr und schaffen es irgendwann nicht einmal mehr, selbstständig auf die Toilette zu gehen. Besonders beängstigend wirkt die Tatsache, dass der einmal begonnene Prozess sich nicht aufhalten lässt.

Diese Erkrankung, die vor allem Menschen in höherem Lebensalter betrifft, zwingt dazu, sich mit einem gewaltigen und beängstigenden Einschnitt in das bisherige Leben sowie mit Themen wie Selbstbestimmung und Entscheidungsfähigkeit auseinanderzusetzen.

Es ist kein Zufall, dass sich diese Erkrankung in vielen Patientenverfügungen wiederfindet (▸ Kap. 3.4.1), in denen Menschen ihren Willen für einen Zeitpunkt formulieren, zu dem sie nicht mehr in der Lage sind, unmittelbar über sich selbst zu entscheiden.

Demenz ist gleichgesetzt mit Hilflosigkeit und Fremdbestimmt-Sein – zwei Umstände, denen sich viele Menschen nicht aussetzen wollen.

Wie alle einfachen Bilder von komplexen Zusammenhängen hat allerdings auch dieses Image den zentralen Fehler, dass es die Wirklichkeit nicht so darstellt, wie sie tatsächlich ist.

Es ist wahr, dass die meisten Formen der Demenz unumkehrbare Prozesse sind. Wahr ist auch, dass der Verlust intellektueller Fähigkeiten ein wichtiges Merkmal der Erkrankung ist.

Der Fehler des einfachen Bildes liegt darin, dass es die vielen Zwischenstufen, den Krankheitsverlauf an sich, die unterschiedlichen Ausprägungen sowie – und das ist besonders wichtig – das subjektive Empfinden des betroffenen Menschen außer Acht lässt.

Demenz als Schreckgespenst, das ist eine Vorstellung, die ohne weitere Kenntnis und von vornherein davon ausgeht, dass Menschen, die nicht über das volle Handlungsspektrum eines Gesunden verfügen, notwendigerweise unglücklich sein müssen.

Diese Annahme lässt sich sicher auf jene übertragen, die ab dem Zeitpunkt der Diagnose einer Demenz nur noch die zunehmenden Defizite des Erkrankten betrachten und in einer Art voreiligem Todeswunsch leichtfertig darüber reden, dass sich ein Leben unter den Vorzeichen der Demenz nicht lohne.

Sie übersehen vollständig, dass Personen mit intellektuellen Einschränkungen, wie sie im Laufe eines demenziellen Prozesses entstehen, genauso glücksfähig sind wie alle anderen Menschen. Natürlich verändert sich während der Erkrankung der Charakter der Glücksauslöser – doch das sagt nichts über die Intensität der Empfindung (Basale Stimulation® ▶ Kap. 3.1.5).

Auch das Vorurteil, Menschen mit weit fortgeschrittener Demenz lebten nicht mehr würdig, sondern vegetierten nur noch, beschreibt nicht die Empfindungen des Betroffenen selbst, sondern die eingeschränkte Sicht und das mangelhafte Empfinden der Betrachter. Diese einseitige Wahrnehmung mündet meist in die Vorstellung, mit einem raschen Tod sei allen Beteiligten geholfen.

Tatsächlich entledigt sich dieser scheinbare gesellschaftliche Konsens damit nur einer Pflicht, die als zu aufwändig erachtet wird.

Die Pflege demenzkranker Menschen bis zum Tode ist eine äußerst komplexe und anspruchsvolle, ja sogar herausfordernde Aufgabe. Sie stellt sich aktuell in großem Umfang und wird sich – aufgrund der demografischen Entwicklung und der engen Bindung demenzieller Erkrankungen an das Lebensalter – künftig noch in weit größerem Maß stellen (▶ Kap. 2.4).

Dieses Buch soll mithelfen, dass professionell Pflegende und Angehörige die Verpflichtung annehmen und idealerweise nicht als Zumutung oder Überforderung empfinden, sondern als notwendigen Dienst an der Gesellschaft, der nicht nur Schmerz und Rückschläge bringt, sondern in jedem Einzelfall zahlreiche Glücksmomente.

1.1 Selbstbild des Menschen

Definition

Selbstbild: Vorstellung, die ein Mensch in Bezug auf seine eigenen Eigenschaften und Fähigkeiten hat.

Menschen leben im Austausch mit ihrer Umwelt und können auch negative Erlebnisse verarbeiten, weil sie eine Vorstellung von sich haben, die ihnen Stabilität verleiht. Dieses Selbstbild wandelt sich im Laufe des Lebens.

Unter dem Eindruck seiner täglichen Erfahrungen gleicht ein gesunder Mensch sich selbst mit den Bedingungen ab, unter denen er existiert. Wenn diese Überprüfung eine Übereinstimmung zwischen den gebotenen Möglichkeiten und den Bedürfnissen ergibt, entsteht Zufriedenheit. Der Mensch ist mit sich und seinem Leben im Reinen.

Entstehung des Selbstverständnisses

Das Selbstverständnis speist sich aus mehreren Quellen, die z. T. in der Person selbst und z. T. außerhalb liegen. Die von dem Individuum formulierten Eigenschaften und Aspekte der Persönlichkeit sind aus unterschiedlichen Richtungen beeinflusst. Einige Beispiele dafür sind:

Erziehung Unter dem Begriff „Erziehung“ versteht man den Einfluss, den Bezugspersonen auf einen Menschen ausüben. Das größte Gewicht hat Erziehung in jungen Jahren. Sie beginnt mit dem ersten Lebenstag und folgt dem Ziel, eine Person in die jeweils existierenden gesellschaftlichen Zusammenhänge einzugliedern. Zunächst üben die erziehungsberechtigten Erwachsenen großen Einfluss aus. Bewusst und unbewusst transportieren sie ihre Auffassungen und Werte. Später treten sie in den Hintergrund, weil Erziehungsinstitutionen, z. B. Schule, sowie die Gruppe der gleichaltrigen Mitmenschen (Peer Group) stärkeren Einfluss gewinnen.

Kultur Der kulturelle Einfluss auf das Selbstverständnis umschließt Weltanschauungen und gesellschaftliche Bedingungen. Insofern ist das Bild, das ein Mensch von sich selbst erhält, auch ein Produkt des Zufalls, weil es wesentlich von seinem Lebensraum bzw. der gesellschaftlichen Rolle seiner Familie geprägt ist. Niemand kann die Umstände vorherbestimmen, unter denen er zur Welt kommt. Die Umgebung bestimmt jedoch die Entfaltungsmöglichkeiten enorm.

Geschlecht Auch in einer scheinbar aufgeklärten Gesellschaft wie jener im modernen Mitteleuropa, spielt das Geschlecht, dem ein Mensch angehört, noch immer eine wichtige Rolle bei der Ausprägung seiner Persönlichkeit. Zahlreiche Untersuchungen haben ergeben, dass Mädchen und Jungen von Eltern und den anderen an der Erziehung beteiligten Personen ganz unterschiedlich behandelt werden. Dies gilt in umso größerem Maße für Gesellschaften, die traditionell auf einen großen Unterschied zwischen den Geschlechtern achten.

Genetische Ausstattung Auch wenn die Wissenschaft nicht endgültig geklärt hat, in welchem Maß ein Mensch durch seine Erbanlagen bestimmt ist, scheint es inzwischen klar zu sein, dass die Vererbung zu einem Teil über die späteren Fähigkeiten entscheidet. Neben rein körperlichen Merkmalen werden offenkundig auch geistige Eigenschaften auf genetischem Weg transportiert.
Die genannten Oberbegriffe sollen lediglich einen Eindruck von den zahlreichen Einflüssen vermitteln, denen eine Persönlichkeit ausgesetzt ist. Diese Einflüsse formen den Charakter und die Haltung, die der jeweilige Mensch verkörpert und dann – je nach Neigung unterschiedlich vehement – nach außen vertritt.

Kategorien des Selbstverständnisses

Der Wert, den ein Mensch sich selbst zumisst, ist aufgrund der wechselhaften Umstände, der die Reifung der Persönlichkeit unterliegt, individuell sehr unterschiedlich. In den meisten Fällen aber hängt das Selbstwertgefühl auch von den Informationen ab, die ein Mensch aus seiner Umgebung bezieht (Validation ▶ Kap. 3.1.4). In der gegenwärtigen Gesellschaft existieren unterschiedliche Kriterien, die einer Person Wertschätzung sichern. Beispiele sind:

- **Körperliche Attribute,** z. B. die Übereinstimmung eines Menschen mit dem aktuellen Schönheitsideal
- **Leistung,** z. B. auf sportlichem oder beruflichem Gebiet

- **Engagement,** z. B. in einem Ehrenamt
- **Gesellschaftliche Rolle,** z. B. die Übernahme eines Amtes in wählbaren Gremien
- **Wohlstand,** der z. B. auch ererbt sein kann
- **Intelligenz,** z. B. sichtbar durch die Fähigkeit, sich in der Kommunikation von anderen abzusetzen

Meist resultiert das Selbstbewusstsein eines Menschen aus einer Mischung der genannten Kategorien. Die Zusammensetzung und Gewichtung der Faktoren kann sich im Laufe des Lebens ändern. Unverändert aber bleibt lebenslang der Wunsch der meisten Menschen, Anerkennung zu erfahren.

1.2 Altern

Das Altern ist ein Prozess, der bereits während der Vereinigung von Samen- und Eizelle beginnt und den Menschen bis zum Tod begleitet. In den ersten Lebensphasen ist er von einem Zuwachs an Kenntnissen, Fertigkeiten und Erfahrungen gekennzeichnet – also insgesamt positiv bewertet. Ab einem unbestimmten – und für jeden Menschen zu einem anderen Zeitpunkt eintretenden – Moment bedeutet der Alterungsprozess zwangsläufig auch ein Abschied von Fähigkeiten, über die der Einzelne bis dahin verfügte. Dieser Verlust kann sich auf körperliche und geistige Eigenschaften gleichermaßen beziehen. Allerdings ist inzwischen durch zahlreiche Forschungsergebnisse nachgewiesen, dass ältere Menschen die zwangsläufigen Verluste von z. B. körperlicher und geistiger Beweglichkeit oft durch Strategien ausgleichen können, die aus ihrer Erfahrung entstehen. So sind viele ältere Menschen zwar nicht mehr problemlos in der Lage, sich wechselnden Bedingungen rasch anzupassen, sie verfügen zur Kompensation jedoch über einen Weitblick, der ihnen gegenüber jüngeren Menschen einen Vorsprung verschafft. In diesem Zusammenhang spricht man von **fluider (flüssiger) Intelligenz,** die eher jüngeren Menschen zu eigen ist, und im Gegensatz dazu von der **kristallinen (festen) Intelligenz** älterer Menschen. Ob das Altern eine genetische Voraussetzung hat, auf dem Verschleiß der Zellen und Gewebe beruht oder ob es auf die zunehmende Anhäufung von Giftstoffen im Körper zurückzuführen ist, hat die Wissenschaft nicht geklärt. [1]

Merke

Oft wird das Maß der Alterung einseitig an der Leistungsfähigkeit abgelesen, die zwischen dem 40. und 50. Lebensjahr deutlich abnimmt. Diese Auffassung lässt jedoch außer Acht, dass sich die rein körperlichen Fähigkeiten eines Menschen bereits nach seinem 20. Lebensjahr reduzieren. Exemplarisch wird das bei der Beurteilung von Fußballspielern oder anderen Athleten deutlich, die noch vor dem 30. Lebensjahr häufig mit dem Etikett „Senior“ bezeichnet werden. [1]

Der Begriff des Alterns hat sich in den vergangenen Jahren erheblich gewandelt. „Alter“ steht für die Lebensphase am Ende der menschlichen Biografie. Es scheint gekennzeichnet durch eine Abnahme der Anpassungsfähigkeit. [1]
Viele Menschen hegen aus diesem Grund ein negatives Bild vom Altern. Sie verbinden ein gehobenes Lebensalter mit Krankheit, Vergesslichkeit und Schmerzen. Das Image bezieht sich z. B. auf das Bild eines Menschen, der im Straßenverkehr nicht ausreichend schnell reagiert oder mit neuen Techniken nicht umgehen kann.
Allerdings vollzieht sich der Alterungsprozess weder nach diesem durch unterschiedliche Vorstellungen geprägten Schema, noch ist es möglich, alle Menschen mithilfe dieser Defizite zu beschreiben.
In den vergangenen Jahren sind alte Menschen als außerordentlich kaufkräftige Konsumentengruppe identifiziert worden. Dies verschafft ihnen einen großen Respekt – zumindest seitens der Wirtschaft, die bekanntermaßen einen erheblichen Einfluss auf gesellschaftliche Strömungen nimmt.
Außerdem hat die Lebenserwartung der Menschen in Europa zugenommen. Das hat auch eine veränderte Sicht auf gehobene Altersgruppen zur Folge. Galten früher Menschen jenseits des 65. Lebensjahres als betagt, beginnt aktuell um dieses Alter herum erst der Ruhestand, von dem viele Senioren sich besondere Erlebnisse und eine neue Freiheit (unbelastet von beruflichen und familiären Verpflichtungen) erwarten. Das Alter umfasst mittlerweile mehrere Jahrzehnte und kann in mehrere Abschnitte unterteilt werden (▶ Tab. 1.1).

Tab. 1.1 Mögliche Einteilung des Alters

Junge Alte	Mittelalte	Hochaltrige	Langlebige
60–69 Jahre	70–84 Jahre	85–99 Jahre	Ab 100 Jahre

1.3 Krankheit

Definition

Krankheit: ein regelwidriger Körper- oder Geisteszustand, der ärztlicher Behandlung bedarf und/oder Arbeitsunfähigkeit zur Folge hat. (Bundessozialgericht, 2005)
„Störung der Lebensvorgänge in Organen oder im gesamten Organismus mit der Folge von subjektiv empfundenen und/oder objektiv feststellbaren körperlichen, geistigen oder seelischen Veränderungen.“ (Psychrembel; https://www.leitbegriffe.bzga.de/alphabetisches-verzeichnis/krankheit/)

Gesundheit: Zustand vollkommenen körperlichen, geistigen und sozialen Wohlbefindens und nicht nur allein das Fehlen von Krankheit und Gebrechen. (WHO, 1946)
„Gesundheit bezeichnet den (dynamischen) Zustand des Wohlbefindens einer Person, der gegeben ist, wenn diese Person sich psychisch und sozial in Einklang mit den Möglichkeiten und Zielvorstellungen und den jeweils gegebenen äußeren Lebensbedingungen befindet. Gesundheit ist das (dynamische) Stadium des Gleichgewichts von Risikofaktoren und Schutzfaktoren, das eintritt, wenn einem Menschen eine Bewältigung sowohl der inneren (körperlichen und psychischen) als auch äußeren (sozialen und materiellen) Anforderungen gelingt. Gesundheit ist ein (dynamisches) Stadium, das einem Menschen Wohlbefinden und Lebensfreude vermittelt.“ (Hurrelmann/Richter 2013, 2018; https://www.leitbegriffe.bzga.de/alphabetisches-verzeichnis/gesundheit/)

Menschen leben schon immer mit dem Risiko, durch **Krankheiten** beeinträchtigt zu werden und aufgrund körperlicher oder geistiger Veränderungen ihre gewohnten Fähigkeiten zu verlieren.

Trotzdem ist es nicht ganz leicht, eindeutig zu definieren, welche Aspekte der Begriff **Gesundheit** umfasst. Seit Jahrzehnten gilt eine Definition der Weltgesundheitsorganisation (siehe oben), die sehr umfassend angelegt ist und einen Zustand beschreibt, in dem sich Menschen kaum jemals befinden – und wenn, dann nur kurzfristig.

Außerdem muss man beachten, dass das **subjektive Empfinden** immer eine große Rolle spielt. Für manch einen stellt eine Erkältung eine starke Beeinträchtigung des Gesundheitszustands dar. Andere hingegen fühlen sich trotzdem weitestgehend fit und empfinden keine größeren Einschränkungen ihres Alltags.

Grundsätzlich ist aber zu konstatieren, dass Krankheiten (im Zusammenhang dieses Buches sind damit vor allem die Demenzformen angesprochen) das Befinden eines Menschen erheblich stören können.

Wenn es sich (wie bei der Demenz) um eine Krankheit handelt, die alle Lebensäußerungen umfasst (▶ Kap. 2.1), als unumkehrbarer Prozess auftritt und sich auch auf die geistigen Fähigkeiten bezieht, entsteht ein Konflikt, in dem sich sowohl der Betroffene als auch seine Angehörigen mit dem unausweichlichen Verlauf der Krankheit auseinandersetzen **müssen.**

Der Zwang, eine Einstellung zum Krankheitsgeschehen zu finden, bedeutet nicht, dass es allen Beteiligten gelingt, eine akzeptierende Haltung zu erwerben. Es sind auch Verläufe möglich, in denen bis zum Ende die Auflehnung ein beherrschendes Moment bleibt. Diese Variante ist jedoch nicht wünschenswert, weil sie insbesondere den Angehörigen des Erkrankten die Möglichkeit versperrt, die Zukunft sinnvoll zu gestalten.

Der Prozess, in dem Menschen sich mit schweren Krankheiten auseinandersetzen, gleicht in allen wesentlichen Punkten den Phasen, die verschiedene Forscher im Sterbeprozess oder im Zusammenhang mit Trauer identifiziert haben. Auch hier geht es darum, Abschied zu nehmen und mit der subjektiv empfundenen Ungerechtigkeit umzugehen: „Warum bin ausgerechnet ich betroffen?"

Diese Frage lässt sich nicht im Sinne einer allgemeingültigen Gerechtigkeitsvorstellung beantworten. Individuelle Lebensverläufe sind nicht vergleichbar und es bleibt eine Tatsache, dass Krankheiten und auch der Tod zu unterschiedlichen Zeiten und mit unterschiedlicher Heftigkeit in Biografien eingreifen. Das „Warum?" und das „Wozu?" sind deshalb nicht universal zu klären. Jeder Mensch ist aufgerufen, seine eigenen Strategien zu entwickeln.

Im Folgenden ist eine mögliche Folge von Bewältigungsphasen geschildert. Das Modell kann helfen, individuelle Reaktionen von Erkrankten und Angehörigen besser zu verstehen. Im Zusammenhang mit den Phasen werden z. B. aggressive Ausbrüche oder depressive Verstimmungen leichter verständlich.

Mit dem Wissen um solche Hintergründe können Menschen, die an der Versorgung Schwerkranker beteiligt sind, nachvollziehen, dass problematische Momente der Kommunikation nicht unbedingt der jeweiligen Situation zuzurechnen sind, sondern dass sie Ausdruck der Mühe sein können, die der Weg durch die Krankheitsbewältigung den Betroffenen auferlegt.

Auseinandersetzung mit der Krankheit

Das Modell der Bewältigung von Krankheiten darf nicht schematisch aufgefasst werden. Es ist keineswegs typisch, dass alle Erkrankten und deren Angehörige die Phasen in der genannten Reihenfolge durchlaufen. Es kann sogar sein, dass im Einzelfall keine dieser Phasen zum Vorschein kommt. Genauso ist es möglich, dass die Betroffenen in einer Phase verharren oder bestimmte Phasen mehrfach durchleben.

Vielmehr soll das Modell ein idealtypischer Entwurf sein, der die Schritte zu einer möglichen Akzeptanz der Bedingungen skizziert. Hilfreich ist ein solches Modell, weil es eine nachvollziehbare Erklärung für die jeweils entstehenden Emotionen liefert. So ist es nicht verwunderlich, wenn ein Mensch, der sich im Aufruhr befindet, ungerecht reagiert, selbst wenn sein Gegenüber ihm lediglich etwas Gutes tun will.

Ebenso soll das Modell Verständnis wecken für Menschen, die am Ende ihres Weges angekommen sind und aufgrund der Übereinstimmung mit ihrem Schicksal auch pflegerische Angebote ablehnen, die von außen betrachtet sehr sinnvoll scheinen.

Viele Probleme in der Kommunikation gerade mit demenzkranken Menschen entstehen aus Missverständnissen. Die Betroffenen können sich nicht in ausreichendem Umfang verständlich machen oder haben nicht die Kraft, ihre Bedürfnisse zu artikulieren. Die Pflegenden jedoch befinden sich in dem Bewusstsein, eine bestmögliche Versorgung sicherstellen zu wollen.

Wenn es gelingt, die Innen- und Außensicht in eine weitgehende Übereinstimmung zu bringen, lassen sich viele (wenn auch längst nicht alle) Konflikte entschärfen.

Die Schweizer Psychologin **Verena Kast** hat unter Berücksichtigung der Sterbephasen von Elisabeth Kübler-Ross ein Modell vorgestellt, das sich in vier Stufen gliedert.

Da Trauer sich nicht nur auf den Tod bezieht, sondern als Reaktion auf Verluste jeder Art zu verstehen ist, trifft dieses Modell sehr genau die möglichen Reaktionen von Menschen, die an Demenz erkranken sowie ihrer Angehörigen. Die Ergebnisse der Arbeit von Verena Kast sind hier modifiziert dargestellt – im Kern bleiben jedoch die Charakteristika der von ihr herausgearbeiteten Phasen erhalten.

Nicht-Wahrhaben-Wollen Die Betroffenen (darunter sind der Erkrankte selbst sowie die Mitglieder seiner Familie bzw. des engsten Umfelds zu verstehen) verleugnen die Möglichkeit, dass sie einen Verlust erleiden werden. Diese Phase dauert häufig nicht länger als mehrere Tage oder einige Wochen. Hierbei herrscht das Gefühl vor, in einem bösen Traum gefangen zu sein, und es besteht die Hoffnung, aufzuwachen und zu bemerken, dass es sich lediglich um eine Täuschung gehandelt hat. Entsetzen und Empfindungslosigkeit (also mangelnder Bezug zu den Tatsachen) prägen die Stimmung.

Aufbrechende Emotionen Die Betroffenen durchleben eine ungeordnete Folge widerstreitender Gefühle, zu denen Trauer, Wut, Freude, Zorn, Angst und Unruhe gehören. Eine Beeinträchtigung des Tag-Nacht-Rhythmus mit Schlafstörungen unterschiedlicher Ausprägung kann auftreten. In dieser Phase neigen die Betroffenen dazu, die Überbringer der Nachricht, etwa den behandelnden Arzt oder die beteiligten Pflegenden, in die Rolle der Schuldigen zu drängen. Erhebliche Aggressionen, die sich meist auf verbaler Ebene oder in offensiv gezeigter Abneigung ausdrücken, können die Kommunikation bestimmen. Gleichzeitig kann sich das individuelle Selbstverständnis als großer Störfaktor bei der Bewältigung dieser Phase erweisen. Verschiedene gesellschaftliche Rollenerwartungen verbieten ein direktes Ausleben von Emotionen. Es ist gewissermaßen anrüchig, ein (fälschlicherweise) als Schwäche bewertetes Gefühl wie Angst ungefiltert öffentlich zu zeigen. Betroffene nehmen deshalb gegen ihr innerstes Interesse häufig Rücksicht auf gesellschaftliche Konventionen und versuchen, die Konflikte allein mit sich auszutragen. Daraus kann leicht eine Verdrängung entstehen, die es unmöglich macht, die sehr verständlichen und auch notwendigen Gefühle so zu bearbeiten, dass daraus Kraft für die Zukunft entsteht.

Suchen, Finden, Sich trennen In dieser Phase bestimmen die neuen Bedingungen des Lebens das Empfinden der Beteiligten. Bezogen auf die Trauer um einen Verstorbenen ist darunter der Versuch der Hinterbliebenen zu verstehen, in der eigenen Biografie Anknüpfungspunkte an den

Verstorbenen zu finden. Dabei können Orte oder Gegenstände wichtig werden, mit denen sich Erinnerungen verbinden. Im Prozess der Bewältigung einer Demenzerkrankung ist mit den drei Schritten die Lösung von der ursprünglichen Persönlichkeit gemeint, die der Erkrankte zeitlebens verkörpert hat. Darauf kann eine neue Annäherung unter den veränderten Bedingungen erfolgen und im besten Fall die Bereitschaft, den Betroffenen seinen Weg gehen zu lassen. Aus der Sicht des Betroffenen gestaltet sich diese Phase ähnlich, denn seine Aufgabe besteht darin, einen neuen Platz in der Beziehung zu seiner Umwelt zu suchen, einzunehmen und dann die Fähigkeit zu erwerben, den unvermeidbaren Abschied zu akzeptieren. Für beide beteiligte Seiten besteht in dieser Phase eine besonders große Chance, Probleme aufzuarbeiten. Für den Fortgang einer Demenz erweist es sich als günstig, so wenige Belastungen wie möglich in die fortschreitende Krankheit mitzunehmen. Solange es die Möglichkeit gibt, Unstimmigkeiten zu klären, sollten sowohl die Bezugspersonen als auch die Betroffenen ihr Verhältnis untereinander im Einvernehmen klären. Dies kann sich u. U. schwierig gestalten, weil massive Gefühlsausbrüche, z. B. Wut, Aggressionen und Unverständnis, die Kommunikation erschweren können.

Neuer Selbst- und Weltbezug Die Betroffenen haben den Verlust akzeptiert. Diese Phase lässt sich nicht von allen Menschen erreichen, weil sie die Erledigung aller bestehenden Probleme voraussetzt. Es entsteht ein innerer Frieden, der sich nicht mehr nach den von außen gesetzten Maßgaben richtet, sondern das persönliche Befinden zum Maßstab nimmt. Hierbei geht es nicht mehr darum, dass der Betroffene z. B. gesellschaftliche Anforderungen berücksichtigt.

Merke

Falls ein demenzkranker Mensch zum Beginn seiner Erkrankung noch keine **Patientenverfügung** (▶ Kap. 3.4.1) errichtet hat, ist es sehr schwer zu entscheiden, welche Phase der Krankheitsbewältigung sich am besten dafür eignet, ein solches Dokument zu erstellen. Selbstverständlich ist eine der Voraussetzungen, dass sich der Verfügende – also der Erkrankte selbst – unzweifelhaft im vollen Besitz seiner Entscheidungsfähigkeit befindet. Allerdings können die jeweils beherrschenden Emotionen eine sinnvolle Abwägung verhindern. Die Bezugspersonen sind deshalb gut beraten, wenn sie dieses Thema zu unterschiedlichen Zeiten ansprechen. Selbst wenn eine Verfügung bereits verfasst wurde, ist es jederzeit möglich, den Willen zu ändern, wenn der Wunsch danach besteht. Dies wäre vor allem wünschenswert, wenn sich der Eindruck aufdrängt, dass die Patientenverfügung z. B. unter dem unmittelbaren Schock verfasst wurde, den die Eröffnung einer Demenzdiagnose auslösen kann.

2 Demenzielle Erkrankungen – ein Überblick

Definition

Demenz: organisch bedingter, meist über Jahre fortschreitender Verlust von intellektuellen Fähigkeiten mit darauf basierenden Beeinträchtigungen im Alltag.

In Deutschland sind nach Angaben des Bundesfamilienministeriums derzeit etwa 1,6 Millionen Menschen von einer **Demenz** betroffen. [2] Frauen erkranken häufiger als Männer. Zahlreiche Studien legen nahe, dass die Zahl der Betroffenen in den kommenden Jahren zunehmen wird.
Grundsätzlich lässt sich feststellen, dass die Wahrscheinlichkeit, an einer Demenz zu erkranken, in höherem Alter steigt. Die als grundlegend angesehene Berliner Altersstudie hat ergeben, dass der Anteil Demenzkranker in der Gruppe der 60- bis 65-Jährigen etwa 1,5 % beträgt und sich dann in Schritten von etwa fünf Lebensjahren jeweils verdoppelt, bis er bei den Menschen, die älter als 90 Jahre sind, bei mehr als 30 % liegt.

2.1 Symptome

Demenzielle Erkrankungen bewirken unabhängig von ihrer Ursache ein relativ gleichförmiges Bild.
Die Ausprägung der Krankheitszeichen ist erheblich von dem Stadium der Erkrankung abhängig, in dem der Betroffene sich befindet. Mögliche Störungen mit entsprechenden Symptomen können z. B. in Bereichen der Gedächtnisleistung, des Denkens, des Verhaltens oder auch der körperlichen Funktion auftreten. Von einer Demenz geht man aus, wenn die Beschwerden so stark werden, dass sie den Alltag beeinträchtigen und mindestens über sechs Monate dauerhaft vorhanden sind. Bestehen leichte Gedächtnisstörungen, die die alltagspraktischen Fähigkeiten noch nicht oder kaum beeinträchtigen, spricht man eher von einer leichten kognitiven Störung. Diese erhöht das Risiko einer Demenzentwicklung.
Die Erkrankten reagieren sehr unterschiedlich auf ihre Veränderungen. Im Anfangsstadium bemerken sie meist ihre Defizite und versuchen, sie z. B. durch Ablenkung vom Thema oder Notizen zu überspielen. Andere verleugnen die Krankheitssymptome, sowohl sich selbst als auch anderen gegenüber.
Im Folgenden werden mögliche Symptomatiken einer Demenzerkrankung vorgestellt.

2.1.1 Gedächtnisstörungen

Zunächst nimmt die Fähigkeit ab, Neues zu lernen. Später ist auch das Altgedächtnis (Langzeitgedächtnis) beeinträchtigt. Davon sind relativ kurz zurückliegende Ereignisse zuerst betroffen. Die Betroffenen können sich an diese nicht mehr erinnern. Außerdem treten häufig Wiederholungen von bereits Gesagtem auf, Gespräche und Termine werden vergessen, Gegenstände verlegt. In der Folge kommt es zu fortschreitenden **Orientierungsstörungen** bezüglich des Raums, der Zeit, der Situation und zur Person (▶ Kap. 3.1.1). Zunächst verfährt oder verläuft sich der Erkrankte, wenn er sich z. B. in unvertrauter Umgebung befindet. Später kennt er sich auch in seiner evtl. langjährig gewohnten Umgebung nicht mehr aus. Er sucht z. B. an seinem Wohnort ein Haus, das in seinem Geburtsort stand **(räumliche Desorientierung).** Datum und Monat können nicht mehr benannt werden oder die Tageszeit wird nicht mehr erkannt. Betroffene stehen mitten in der Nacht auf, um sich auf den Weg zur Arbeit zu machen **(zeitliche und situative Desorientierung).** Schließlich erkennt er auch nahe Familienangehörige (z. B. Ehepartner, Kinder) nicht mehr **(persönliche Desorientierung).**

2.1.2 Denkstörungen

Liegen Einschränkungen im Denken vor, sind die kognitiven Leistungen des Betroffenen beeinträchtigt. Die Verarbeitung von Informationen sowie das Konzentrationsvermögen sind zunehmend gestört. Das Denken verlangsamt sich und der Betroffene bleibt an Gedanken haften. Abstraktions- und Urteilsvermögen leiden, kritisches Abwägen und Problemlösungen werden zunehmend schwieriger. Dies mündet in den **Verlust von Kritik- und Urteilsfähigkeit.** Zuerst kann der Betroffene neue, komplexe Probleme nicht mehr lösen, später ist er auch von banalen Fragen überfordert (▶ Kap. 3.1.1).

2.1.3 Verhaltensstörungen

Zu den am häufigsten auftretenden Störungen gehören ruheloses Umherlaufen, lautes Rufen und dauernde scheinbar sinnlose Wiederholungen einzelner Handlungen, z. B. An- und Ausziehen.

Durch den gesteigerten **Bewegungsdrang** kann der Betroffene sich selbst gefährden. Ein unruhiges und ununterbrochenes Umherlaufen hat Einfluss auf die Gangsicherheit. Der Betroffene weist somit ein erhöhtes Sturzrisiko auf. Medikamentöse Behandlungsversuche, die den Bewegungsdrang reduzieren sollen, sind selten erfolgreich, führen aber als unerwünschte Wirkung zu einer verstärkten Bewegungsunsicherheit und einem dadurch nochmals erhöhten Unfallrisiko.

Das Phänomen des **Sammelns** von scheinbar beliebigen Gegenständen, z. B. Nahrung, Kleinteilen aus der Umgebung, könnte symbolhaften Charakter und eine enge Verbindung zu biografischen Erfahrungen haben, etwa das Erleben von Notzeiten.

Veränderungen des **Sexualverhaltens** (▶ Kap. 3.1.1) bergen häufig hohes Konfliktpotenzial. Die Erkrankten verlieren den Kontakt zu gesellschaftlichen Konventionen, ggf. masturbieren sie in der Öffentlichkeit, bedrängen Anwesende oder verwenden vulgäre Formulierungen. Darin kann sich der Drang zu sofortiger Triebbefriedigung zeigen. Andererseits kann es auch zum Erlöschen der Libido kommen.

2.1.4 Psychische Störungen

Die psychischen Störungen im Zuge einer demenziellen Erkrankung wirken besonders augenfällig. Sie bilden einen Symptomkomplex, der mit dem Kürzel BPSD (engl.: *behavioral and psychological symptoms of dementia*) bezeichnet wird.

In der Pflege hat sich der wertneutrale Begriff **herausforderndes Verhalten** durchgesetzt. Er beschreibt, dass Bezugspersonen diese Facette der Erkrankung als besonders schwierig erleben. Allerdings gibt er keinen Aufschluss über die Ursachen, sondern bildet gewissermaßen lediglich die Außenwirkung der Störung ab.

Unter den **Affektstörungen (Störungen der Emotionalität/Gefühlswelt)** treten im Zuge einer Demenz Depressionen und Missmut am häufigsten auf. Die Depressivität kann sogar ein erhöhtes Suizidrisiko zur Folge haben. Die Betroffenen können ihre Affekte **(Gemütserregung)** häufig nicht ausreichend steuern. Sie schwanken zwischen Extremen **(Affektlabilität).**

Bei der **Affektinkontinenz** (verminderte Steuerungsfähigkeit von Gefühlsäußerungen) genügen kleinste Anlässe, um den Betroffenen z. B. in unangemessenes Weinen ausbrechen zu lassen. Sehr belastend sind Aggressionen, die sich gegen die eigene Person oder zufällig anwesende Menschen richten und ohne Vorwarnung bzw. ohne nachvollziehbaren Grund hervorbrechen können.

Angststörungen spielen ebenfalls eine große Rolle. Sie können aus der Biografie in die Krankheitsphase übernommen und unter dem Eindruck der demenziellen Veränderungen stärker ausgeprägt sein oder sie treten neu auf. Oft beziehen sie sich auf Dunkelheit, Alleinsein, große Räume, aber auch auf eventuell erlebte Gewalterfahrungen.

Verkennungen (falsche Interpretation von Wahrnehmungen) tragen zu den Ängsten bei. Sie sind verstärkt bei mangelhafter Beleuchtung der Umgebung, weshalb einem angemessenen Gestaltungskonzept der Wohnräume (▶ Kap. 3.3.1) große Bedeutung zukommt.

2.1.5 Antriebsstörungen

Häufig stellt sich Antriebsarmut ein. Eigeninitiative und Spontanität lassen nach, der Lebensraum engt sich ein und die Erkrankten pflegen ihre Hobbys und soziale Kontakte nicht mehr. Es gibt aber auch Menschen mit einer Demenzerkrankung, die einen gesteigerten Antrieb zeigen und sehr aktiv sind. Dies äußert sich beispielsweise oft durch vermehrtes Umherlaufen (s. Verhaltensstörungen) und der Suche nach einer Aufgabe.

2

2.1.6 Werkzeugstörungen

Die Handlungsabläufe des Betroffenen sind gestört. Mit **Apraxie** beschreibt man die Unfähigkeit zu bestimmten Bewegungsfolgen (z. B. zieht der Erkrankte mehrere gleichartige Kleidungsstücke übereinander an). Bei fortgeschrittener Demenz geht die Sprache verloren. Der Beginn dieser **Aphasie** macht sich oft durch Wortfindungsstörungen bemerkbar (▶ Kap. 3.1.1).Außerdem kann der Betroffene z. B. Gegenstände immer weniger einer Funktion zuordnen, betastet etwa am Essenstisch lange Zeit ratlos das Besteck (**Agnosie**).

2.1.7 Körperliche Störungen

Demenz ist nicht nur eine Erkrankung, die den Geist betrifft, sondern sie verursacht bereits in frühen Stadien nicht selten massive körperliche Symptome (▶ Abb. 2.1):

Schlafstörungen Diese können durch eine fehlerhafte Steuerung der inneren Uhr verursacht sein oder als Folge mangelnder Schlafhygiene auftreten, wenn ein Erkrankter z. B. am Tag so viel schläft, dass er nachts keine Ruhe finden kann.

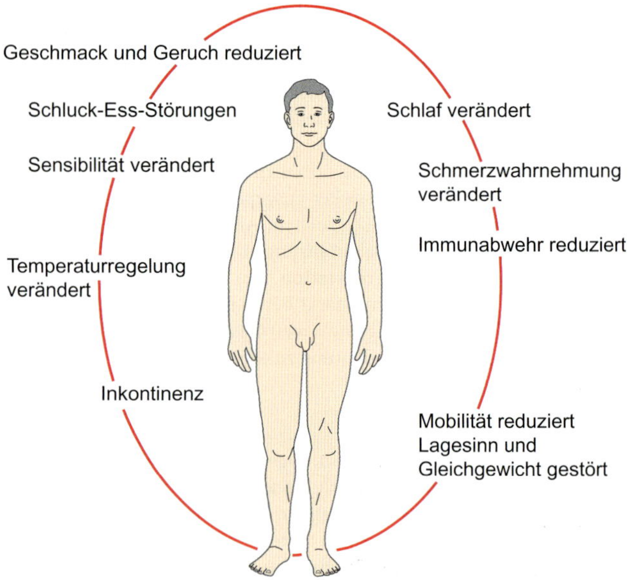

Abb. 2.1 Körperliche Symptome demenzieller Erkrankungen [L190]

Bewegungseinschränkungen Sie treten aufgrund der Substanzveränderungen im Hirn vermehrt in fortgeschrittenen Stadien auf und sind durch physiotherapeutische Übungen kaum zu beeinflussen. Beeinträchtigt ist zunächst das Gehen, später sind auch andere aktive Körperhaltungen kaum mehr möglich. Auch umschriebene Muskelgruppen sind betroffen, was sich z. B. in Schluckstörungen (▶ Kap. 3.1.1) zeigt.

Sensibilitätsveränderungen Sie können als Überempfindlichkeit im Sinne einer erhöhten Schmerzwahrnehmung sowie als verminderte Wahrnehmungsfähigkeit in Erscheinung treten.

Inkontinenz Ihre Ursachen können im kognitiven Bereich (z. B. Weg zur Toilette nicht finden) oder in organischen Störungen bzw. den unerwünschten Wirkungen von Arzneimitteln liegen.

▶ Abb. 2.2 gibt einen zusammenfassenden Überblick über die wichtigsten Symptome einer Demenz.

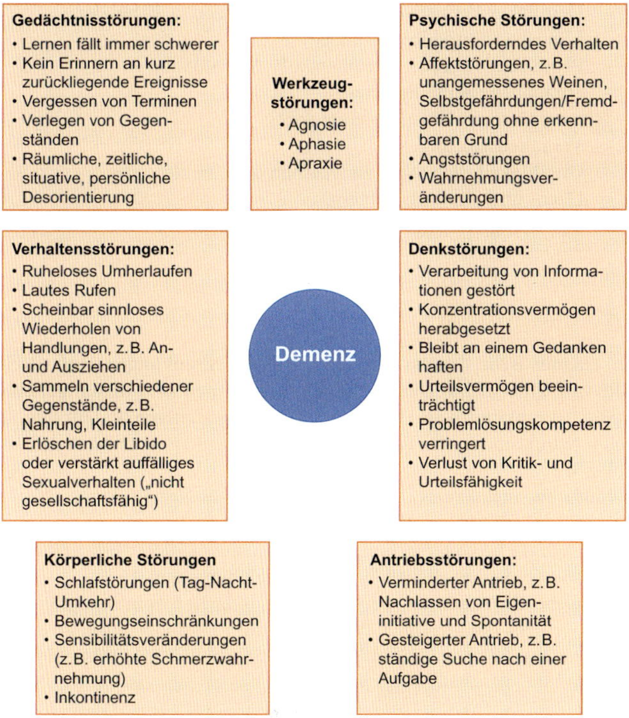

Abb. 2.2 Übersicht möglicher Symptome bei einer demenziellen Erkrankung [L143]

2.2 Schweregrade

Üblicherweise sind Demenzen in drei Schweregrade eingeteilt, die fließend ineinander übergehen. Einteilung mit den hauptsächlichen Kennzeichen:

- Leichte Demenz (weitgehend unabhängiges Leben ist möglich):
  - Störungen des Kurzzeitgedächtnisses
  - Wortfindungsstörungen
  - Beginnende Schwierigkeiten in fremder Umgebung und eingeschränktes Urteilsvermögen
  - Stimmungsschwankungen (häufig)
  - Beeinträchtigungen in intensiven Gesprächen bemerkbar
- Mittelschwere Demenz (unabhängiges Leben ist nicht möglich, Betroffener kann einfache Tätigkeiten und einen Teil der Alltagsaktivitäten bewältigen):
  - Störungen auch des Langzeitgedächtnisses
  - Zunehmende Orientierungsstörungen
  - Deutlicher Verlust von Alltagskompetenzen (z. B. bei der Kleiderwahl und Körperpflege)
  - Psychische Krankheitszeichen, z. B. Angst, Wahn
  - Sprachliche Auffälligkeiten
- Schwere Demenz (Pflegeabhängigkeit):
  - Verhaltensstörungen
  - Unfähigkeit, sich allein zu waschen oder zu kleiden
  - Harn- und Stuhlinkontinenz
  - Bewegungsstörungen bis zur Bettlägerigkeit
  - Sprachverlust

2.3 Diagnostik

Der diagnostische Prozess bei demenziellen Erkrankungen umfasst eine Fülle von Untersuchungen. Die meisten von ihnen sind darauf gerichtet, andere Erkrankungen als Ursachen für die vielgestaltigen und oft sehr diskreten Symptome in der Frühphase einer Demenz auszuschließen. Dazu zählen v. a.:

- Blutuntersuchungen (z. B. Blutbild, Blutzucker, Entzündungs-, Schilddrüsen, Leber-, Nierenwerte, Vitamin B_{12})
- Neurologische Untersuchung zum Ausschluss anderer Erkrankungen, die mit demenzähnlichen Symptomen einhergehen
- Bildgebende Verfahren, v. a. Computer- oder Kernspintomografie des Gehirns (können auch typische Strukturveränderungen an der Hirnmasse belegen, die ein Ergebnis demenzieller Erkrankungen sind)

2.3.1 Abgrenzung zu Depression und Delir

Die Abgrenzung zu einer **Depression** ist wichtig. Im Verlauf dieser psychischen Erkrankung kann es zu denselben Zeichen kommen, die eine Demenz verursacht. Man spricht von einer **Pseudodemenz**. Die Betroffenen fühlen sich im Vergleich zu einer Demenz stärker von ihren Gedächtnisstörungen beeinträchtigt. Typisch für das **demenzartige Syndrom** bei Depression sind außerdem ein langsamer Beginn über Wochen, eine depressive Grundstimmung, Schlafstörungen und eine Grübelneigung. Auffällig ist, dass weitere kognitive Einbußen nicht festzustellen sind. Im Zweifel erhält der Betroffene eine antidepressive Arzneimittelbehandlung, um im Fall einer vorliegenden Depression keine Therapieoption zu versäumen.

Akute Verwirrtheit im Sinne eines Delirs kann einer Demenz zum Verwechseln ähneln. Die Unterschiede bestehen im Krankheitsverlauf. Ein **Delir** beginnt rasch, meist innerhalb von Tagen und oft lässt sich ein Auslöser identifizieren. Ein Unterschied zwischen den Zuständen ist die Entwicklung optischer Halluzinationen, die beim Delir vorkommen.

Merke

Trotz der Anwendung vieler apparativer Techniken erfolgt die Diagnose hauptsächlich nach klinischen Kriterien – also anhand des Erscheinungsbilds des Betroffenen.

2.3.2 Demenzspezifische Tests

Der Verdacht auf eine Demenz lässt sich im Grunde nur mit einer Reihe psychologischer Tests bestätigen oder verwerfen. Dazu sind in den vergangenen Jahrzehnten Dutzende Instrumente entwickelt worden, die in der Anwendung unterschiedlich kompliziert sind.

Da meist Allgemeinmediziner den ersten Kontakt zu einem Menschen haben, der möglicherweise an Demenz erkrankt ist, ergibt sich in der Praxis ein **mehrstufiges Verfahren,** die Diagnose zu sichern.

Der Hausarzt wird in aller Regel seinen Verdacht mit einem weniger umfangreichen Instrument überprüfen. Dazu eignen sich psychometrische Tests, z. B. der **Demenz-Detections-Test (DemTect)** oder der **Mini-Mental-Status-Test (MMST).**

DemTect Dieser Test enthält beispielsweise eine Liste mit verschiedenen Wörtern, an die sich der Betroffene erinnern soll. Außerdem gehören das Aufzählen von Supermarktartikeln sowie das Umwandeln geschriebener Zahlen in Ziffern oder umgekehrt zu dieser Art des Tests (▶ Abb. 2.3). [3]

Mini-Mental-Status-Test (MMST) Hier werden verschiedene Fragen zu diversen Bereichen, wie z. B. zur Orientierung, Merkfähigkeit, Rechenfähigkeit, Sprache und Schreibfähigkeit gestellt (▶ Abb. 2.4). [3]

2

1. Wortliste

1.	Teller	Hund	Lampe	Brief	Apfel	Hose	Tisch	Wiese	Glas	Baum
2.	Teller	Hund	Lampe	Brief	Apfel	Hose	Tisch	Wiese	Glas	Baum
Richtig erinnerte Begriffe (max. 20)										

2. Zahlen umwandeln

Beispiel: 5 → fünf, drei → 3
209 =
4.054 =
Sechshunderteinundachtzig =
Zweitausendsiebenundzwanzig =
Richtige Umwandlungen (max. 4)

3. Supermarktaufgabe

genannte Begriffe (max. 30)

4. Zahlen rückwärts

1. Versuch	**2. Versuch**	
7-2 4-7-9 5-4-9-6 2-7-5-3-6 8-1-3-5-4-2	8-6 3-1-5 1-9-7-4 1-3-5-4-8 4-1-2-7-9-5	__ 2 __ 3 __ 4 __ 5 __ 6
Längste richtig rückwärts wiederholte Zahlenfolge (max. 6)		

5. Erneute Abfrage der Wortliste

Teller	Hund	Lampe	Brief	Apfel	Hose	Tisch	Wiese	Glas	Baum
Richtig erinnerte Begriffe (max. 10)									

Auswertung

Aufgabe	**Einzelergebnis (bitte übertragen)**	**Punkte laut Umrechnungstabelle**
1. Wortliste		
2. Zahlen umwandeln		
3. Supermarktaufgabe		
4. Zahlenfolge rückwärts		
5. Erneute Abfrage der Wortliste		
Summe der Punkte:		

Punktzahl	**Diagnose/Handlungsempfehlung**
13–18	Altersgemäße kognitive Leistung
9–12	Leichte kognitive Beeinträchtigung Nach 6 Monaten erneut testen Verlauf beobachten
< 9	Demenzverdacht Weitere diagnostische Abklärung Ggf. Therapie einleiten

Abb. 2.3 DemTect [L143]

A. Orientierung			
Zeit (z. B. Welchen Tag haben wir heute?)	1.	Jahr	①
	2.	Jahreszeit	①
	3.	Datum	①
	4.	Wochentag	①
	5.	Monat	①
Ort (z. B. Wo sind wir?)	6.	Land/Staat	①
	7.	Bundesland	①
	8.	Stadt/Ortschaft	①
	9.	Klinik/Praxis/ Altenheim	①
	10.	Stockwerk	①
		Summe (max. 10):	___
B. Merkfähigkeit			
Der Untersucher nennt folgende drei Gegenstände und fordert den Patienten auf, die Begriffe zu wiederholen (1 Punkt für jede richtige Antwort). Der Untersucher wiederholt die Wörter so lange, bis der Patient alle drei gelernt hat (höchstens sechs Wiederholungen)	1.	Auto	①
	2.	Blume	①
	3.	Kerze	①
		Summe (max. 3):	___
C. Aufmerksamkeit und Rechenfähigkeit			
Von 100 an sind jeweils 7 abzuziehen. Falls ein Rechenfehler gemacht wird und die darauf folgenden Ergebnisse „verschoben" sind, wird nur ein Fehler gegeben.	1.	93	①
	2.	86	①
	3.	79	①
	4.	72	①
	5.	65	①
ODER Falls der Patient die Aufgabe nicht durchführen kann oder will, „RADIO" rückwärts buchstabieren lassen: O-I-D-A-R	1.	O	①
	2.	I	①
	3.	D	①
	4.	A	①
	5.	R	①
		Summe (max. 5):	___
D. Erinnerungsfähigkeit			
Der Untersucher fragt nach den drei zuvor genannten Wörtern	1.	Auto	①
	2.	Blume	①
	3.	Kerze	①
		Summe (max. 3):	___
E. Sprache			
Der Untersucher zeigt zwei Gegenstände und fordert den Patienten auf, sie zu benennen.	1.	Armbanduhr	①
	2.	Bleistift	①
Der Untersucher fordert den Patienten auf, nachzusprechen.	3.	„Sie leiht ihm kein Geld mehr"	①
Der Untersucher lässt den Patienten folgendes Kommando befolgen.	4.	„Nehmen Sie dieses Blatt in die rechte Hand"	①
	5.	„Falten Sie es in der Mitte"	①
	6.	„Legen Sie es auf den Boden"	①
Der Untersucher bittet den Patienten,	7.	die Anweisung auf der Rückseite zu befolgen	①

Abb. 2.4 MMST [L143]

Der Untersucher dreht das Blatt um und fordert den Patienten auf,	8.	einen vollständigen Satz zu schreiben (Rückseite)	①
Der Untersucher lässt den Patienten die auf der Rückseite vorgegebene Figur malen (1 Punkt, wenn alle Seiten und Winkel stimmen und die sich überschneidenden Linien ein Viereck bilden).	9.	Nachzeichnen (Rückseite)	①
		Summe (max. 9):	___
		Gesamtsumme bitte oben eintragen	

Bitte schließen Sie die Augen!

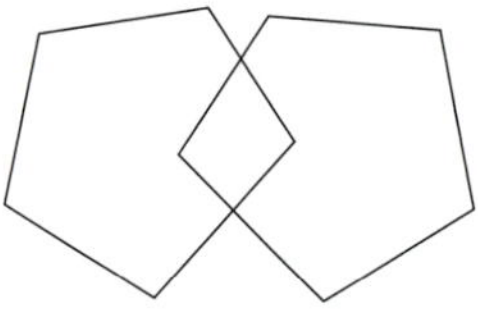

Abb. 2.4 MMST *(Forts.)* [L143]

Uhrentest Der Uhrentest nach Shulmann zeigt die Wirkungen der Erkrankung sehr bildhaft. Dazu erhält der zu testende Mensch ein Blatt Papier, auf das ein Kreis gezeichnet ist. Dort hinein soll der Betroffene das Zifferblatt und die Zeiger einer Uhr malen. Anschließend ist er aufgefordert, die von ihm frei gewählte Uhrzeit aufzuschreiben. Je nach Demenzform sowie dem Stadium der Erkrankung entstehen ganz charakteristische Bilder (▶ Abb. 2.5).

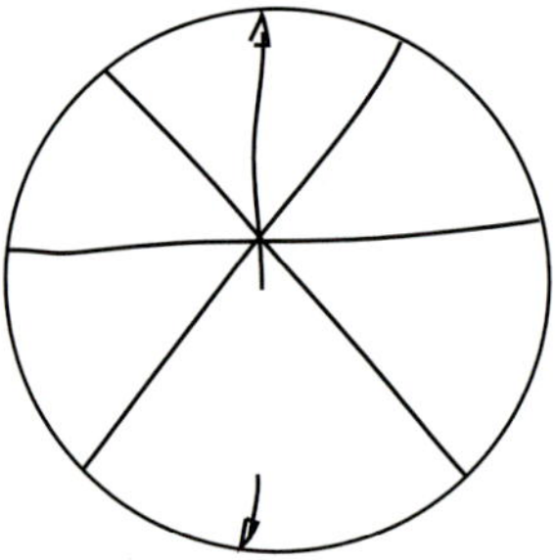

Abb. 2.5 Typisches Uhrenbild bei einer Alzheimer-Demenz [L143]

Mit Tests dieser Sensibilität lassen sich erste diagnostische Aussagen treffen. Danach folgt meist eine Überweisung zu einem Neurologen oder einer auf Demenz spezialisierten Ambulanz eines Krankenhauses. Auch für unaufwendige Verlaufskontrollen eignen sich die genannten Instrumente gut.

Die Einschätzung der Schwere von Symptomen der demenziellen Erkrankungen ist mithilfe verschiedener standardisierter Erhebungsinstrumente möglich. Besonders praxisorientiert ist diese Beurteilung, wenn sie die Alltagskompetenzen abfragt. Das **Functional Assessment Staging** (FAST ▶ Tab. 2.1) ist ein Fremdbeurteilungsverfahren, welches grundlegende Aspekte der Selbstständigkeit sowie der Alltagskompetenz erfasst. Somit kann es zur Dokumentation des Verlaufs und zur Beurteilung der individuellen Krankheitsphase dienen.

Tab. 2.1 Functional Assessment Staging (FAST) nach Reisberg. Diese verkürzte Version hilft bei einer raschen Erfassung der Alltagskompetenzen. [4]

Krankheitszeichen des Betroffenen		Entspricht Stadium
1	Keine subjektive oder objektive funktionelle Beeinträchtigung	–
2	Subjektive Klagen über das Verlegen von Gegenständen und Schwierigkeiten bei der Arbeit	–
3	Minderung der Arbeitsleistung, die auch anderen auffällt; Schwierigkeiten, an neue Orte zu gelangen	MCI
4	Verminderte Fähigkeit komplexere Aufgaben zu erledigen, z. B. ein Abendessen mit Gästen zu planen, Bankgeschäfte zu erledigen	Leichte Demenz
5	Hilfe bei der Auswahl passender Kleidung erforderlich	Mittelschwere Demenz
6	Schwierigkeiten, sich korrekt anzuziehen	Schwere Demenz
7	Nicht fähig, sich richtig zu baden; entwickelt Angst davor, allein zu baden	
8	Unfähig, allein die Toilette richtig zu benutzen	
9	Urininkontinenz	
10	Stuhlinkontinenz	
11	Eingeschränktes Sprachvermögen (redet ≤ 5 Wörter am Tag)	
12	Vollständiger Verlust verständlichen Vokabulars	
13	Nicht gehfähig	
14	Unfähig, selbstständig zu sitzen	
15	Kann nicht mehr lächeln	
16	Kann den Kopf nicht heben	

MCI = *Mild Cognitive Impairment* (leichte kognitive Störung)

2.3.3 Aufklärung des Betroffenen

Angesichts der Bedeutung, die eine demenzielle Erkrankung für den Betroffenen und seine Bezugspersonen hat und unter Berücksichtigung des gewaltigen Images, das in der Gesellschaft um Demenzen gebildet worden ist, verdient der Aspekt der **Aufklärung** nach dem abgeschlossenen Prozess der Diagnostik ganz besonderes Augenmerk.
Beim Gespräch, in dem der behandelnde Arzt die Art der Erkrankung bekannt gibt, sollten zumindest der Lebenspartner des Betroffenen, besser auch weitere Mitglieder der engen Familie anwesend sein. Da Demenz als „Familienerkrankung" gelten kann, betrifft die Diagnose nicht nur den Menschen, dem sie gestellt wird.
Mit dieser Erkrankung verbindet sich ein oft über Jahre führender Weg, der allen Beteiligten viel Kraft abverlangt.
Eine eingehende Information über die zu erwartenden Herausforderungen kann dazu beitragen, das Umfeld des Erkrankten einzustimmen, von Vorurteilen zu befreien und für einen zugewandten Umgang mit dem Thema zu gewinnen.

LESE- UND SURFTIPP

Bundesministerium für Familie, Senioren, Frauen und Jugend: www.wegweiser-demenz.de

2.4 Demenzformen

Es gibt unterschiedliche Formen von Demenz. In Deutschland leiden bis zu 70 % der Betroffenen an einer Alzheimer-Demenz. Etwa 20 % der Erkrankungen entfallen auf eine vaskuläre Demenz. Die übrigen Erkrankungsfälle verteilen sich auf verschiedene Ursachen, wobei eindeutige Zahlen nicht erhoben worden sind (▶ Tab. 2.2). [5]

2.4.1 Alzheimer-Demenz

Definition

Alzheimer-Demenz (**Demenz vom Alzheimer-Typ,** kurz **DAT**): häufigste Form der primär degenerativen Demenzen.

Das Krankheitsbild der **Alzheimer-Demenz** wurde im Jahre 1907 vom deutschen Psychiater **Alois Alzheimer** erstmals beschrieben. Die Krankheitsursache ist, abgesehen von den seltenen erblichen Formen, ungeklärt. Als Risikofaktoren (neben dem Alter) gelten Alzheimer-Erkrankungen bei Verwandten ersten Grades, Risiken für Gefäßerkrankungen, niedriges Bil-

Tab. 2.2 Kurzcharakterisierung weiterer Formen demenzieller Erkrankungen (Auswahl) [5]

Name	Ursachen	Kardinalsymptome
Vaskuläre Demenz	• Multiple kleine Hirninfarkte durch Blutungen, Embolien, Thrombosen, andere ischämieauslösende Ereignisse • Schlaganfall (max. 3 Monate vor Symptombeginn)	Störungen von: • Orientierung • Aufmerksamkeit • Sprache • Visuell-räumlichen Fähigkeiten • Urteilsvermögen • Handlungsfähigkeit • Abstraktionsfähigkeit • Motorischer Kontrolle
Frontotemporale Demenz (Pick-Krankheit)	• Ungeklärt • Ggf. genetische Komponente	• Schleichender Beginn und allmähliche Progredienz • Meist vor dem 60. Lebensjahr Früh auftretend: • Defizite im zwischenmenschlichen Kontakt • Verhaltensauffälligkeit • Emotionale Indifferenz • Verlust der Krankheitseinsicht
Demenz bei Morbus Parkinson	• Morbus Parkinson	• Sicher diagnostizierter Morbus Parkinson • Demenzielles Syndrom mit schleichendem Beginn und langsamer Progression • Kognitive Einschränkungen (deutlich im Vergleich zur Zeit vor der Erkrankung) • Einschränkungen im täglichen Leben, die unabhängig von körpergebundenen Parkinson-Symptomen sind
Lewy-Körperchen-Demenz	• Ablagerung von Eiweißen (Lewy-Körperchen) im Gehirn aus unbekanntem Grund	• Stark schwankende Kognition, v. a. Aufmerksamkeit und Wachheit • Wiederkehrende, einprägsame visuelle Halluzinationen • Parkinson-Symptome

dungsniveau, Alkoholmissbrauch und neurologische Erkrankungen wie Schädel-Hirn-Verletzungen oder Parkinson-Krankheit.
Die Krankheit schreitet langsam fort und führt über eine zunehmende Pflegebedürftigkeit langfristig zum Tod.
Die endgültige Diagnose ist erst nach dem Tod durch eine mikroskopische Untersuchung des Hirngewebes möglich. Dort zeigen sich u.a. **Eiweißablagerungen (amyloide Plaques)**.
Außerdem schrumpft das Gehirn der Erkrankten im Laufe der Erkrankung (diffuse Hirnatrophie; ▶ Abb. 2.6).
Pathobiochemisch ist eine Verminderung des Neurotransmitters Acetylcholin am auffälligsten. Solche Zeichen machen – zusammen mit den allgemeinen Demenz-Kennzeichen – die Diagnose sehr wahrscheinlich. [3]

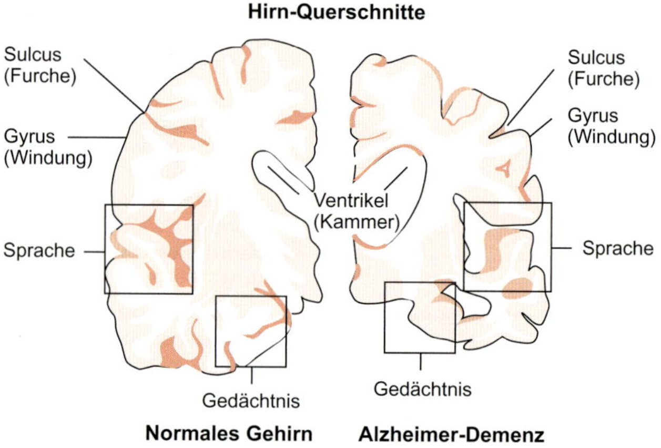

Abb. 2.6 Das Gehirn von Menschen mit Alzheimer-Demenz schrumpft (hier im Vergleich zur Hirnmasse eines gesunden Menschen, links). [L143]

2.4.2 Andere Demenzformen

▶ Tab. 2.2

2.5 Medikamentöse Behandlung

Für die Behandlung der Alzheimer-Demenz sind derzeit zwei Wirkstoff(gruppen) im Handel, die nachweislich auf die Kernsymptome (kognitive Störungen, eingeschränkte Handlungsfähigkeit im Alltag) wirken. Diese sind:

- **Acetylcholinesterase-Hemmer** (Donepezil: z.B. Aricept®, Galantamin: z.B. Reminyl®, Rivastigmin: z.B. Exelon®) [6]:

- Wirken über den Ausgleich des Acetylcholin-Mangels im Gehirn (Überträger von Nervenimpulsen)
- Zur Anwendung in frühen und mittleren Stadien geeignet
- Verbessern Kognition, Alltagskompetenz und das klinische Bild
- Höchste verträgliche Dosis anwenden
- Unerwünschte Wirkungen: Übelkeit mit Erbrechen, Durchfall, Schlafstörungen, Kopfschmerz, Schwindel, Muskelkrämpfe

- **Glutamatantagonist** (Memantin: z. B. Axura®, Ebixa®) [6]:
  - Nur für Alzheimer-Demenz im mittleren bis schweren Stadium zugelassen (nicht für leichte Stadien)
  - Wirkt gegen die Nervenschädigung durch Glutamat (Neurotransmitter) im Gehirn
  - Verbessert Kognition, Alltagskompetenz und das klinische Bild
  - Kombination mit Donepezil wirkt bei schwerer Demenz besser
  - Unerwünschte Wirkungen: Schwindel, erhöhtes Sturzrisiko, Übererregbarkeit, Schläfrigkeit, Halluzinationen, Kopfschmerz, Obstipation, erhöhter Blutdruck

ACHTUNG

Für die Wirkung von Ginkgo-Präparaten, Vitamin E, nichtsteroidalen Antiphlogistika sowie der als Nootropika bezeichneten Substanzgruppe gibt es keinen Nachweis. Die Anwendung ist nicht empfohlen. [5]

Behandlung der Begleitsymptome

Für die **Behandlung der Begleitsymptome** – meist psychischer Natur – stehen zahlreiche Wirkstoffe zur Verfügung. Grundsätzlich ist zu beachten, dass die unerwünschten Wirkungen fast aller Gruppen von Psychopharmaka die Risiken für den Betroffenen erhöhen, indem sie seine Wahrnehmungs- und Koordinationsfähigkeit zusätzlich herabsetzen. Deshalb gilt die Empfehlung, auf psychotrope Substanzen so weit wie möglich zu verzichten. Folgende Aspekte sind zu bedenken:

- **Benzodiazepine** (angsthemmend, beruhigend) wirken ungünstig auf die Kognition und erhöhen die Sturzgefahr. Paradoxe **(gegenläufige)** Reaktionen sind möglich und es besteht das Risiko einer Abhängigkeitsentwicklung. Wenn überhaupt, sollten diese Wirkstoffe nur für kurze Zeit zum Einsatz kommen.
- **Antikonvulsiva** (eingesetzt bei epileptischen Erkrankungen) können ungünstig auf die Koordinationsfähigkeit wirken und die Sturzgefahr erhöhen.
- **Antidepressiva** (stimmungsaufhellend): vorsichtig dosieren.
- **Anxiolytika (Angstlöser)** sind zur Anwendung bei dementen Menschen nicht empfohlen.
- **Atypische Antipsychotika** (Risperidon – dämpft Erregungszustände) können agitiertes und aggressives Verhalten bei Demenzen hemmen. [4]

2

ACHTUNG

Fast alle Wirkstoffe sollen bei älteren Menschen vorsichtiger dosiert sein, da deren Stoffwechsel langsamer reagiert und die Halbwertszeit der Arzneimittel verlängert sein kann.

Hinzu kommt, dass alte Menschen, zumeist aufgrund ihrer Multimorbidität, schon eine hohe Anzahl an Medikamenten erhalten. Eine **Polypharmazie** sollte, wenn möglich, aber umgangen werden. Denn nicht nur die Nebenwirkungen der psychotropen Substanzen, sondern auch die Wechselwirkungen der einzelnen Medikamente untereinander geben ausreichend Grund dafür, den Einsatz einzelner Substanzen sorgfältig abzuwägen und ggf. nichtmedikamentöse Maßnahmen zu fokussieren (▸ Kap. 3).

3 Betreuung demenzkranker Menschen

Die **Betreuung demenzkranker Menschen** ist im Wesentlichen eine pflegerische Aufgabe. Die Ursache liegt in dem relativ eingeengten Zugang, den medizinische Therapieformen zum Verlauf der Krankheit haben. Wie in ▶ Kap. 2 eingehend beschrieben, beschränkt sich der Einfluss der Arzneimittel oder anderer ärztlich zu verordnender Behandlungsformen auf ein schmales Wirkungsspektrum.

Für die Behandlung von Begleiterscheinungen demenzieller Erkrankungen, z. B. den depressiven Verstimmungen oder anderen psychischen Veränderungen, die oft im Gefolge einer Demenz auftreten, sind hingegen medizinische Therapien (▶ Kap. 2.5) unverzichtbar.

Die professionelle Pflege ist vom Grundsatz und ihrer methodischen Ausstattung für die umfassende Versorgung demenzkranker Menschen über die gesamte Länge des Erkrankungsverlaufs bestens gerüstet.

Wenn man zunächst die strukturellen Bedingungen außer Acht lässt und sich auf das Know-how der professionell Pflegenden bezieht, lässt sich feststellen, dass ein umfangreiches Instrumentarium vorhanden ist, um den speziellen Bedürfnissen demenzkranker Menschen gerecht zu werden.

Einen wesentlichen Baustein liefert der umfassende Ansatz, mit dem Pflegende die menschliche Existenz in den Blick nehmen. In fast allen Pflegemodellen geht es nicht in erster Linie um das Verhältnis des Menschen zu einer als defizitär erlebten Situation, sondern darum, alle Lebensbereiche abzubilden. Pflegerische Arbeit gestaltet sich vor dem Hintergrund, dass ein Mensch viele Facetten hat und nicht als „kranke Lunge" oder „krankes Gehirn" missverstanden werden darf. Neben Defiziten verfügt jeder kranke Mensch auch über Ressourcen, die bei der Gestaltung der Versorgung zu berücksichtigen sind. Pflege bedeutet eben nicht nur die Linderung von Leiden und den Ausgleich individueller körperlicher und geistiger Probleme. Pflege verwirklicht für den Pflegebedürftigen – wenn sie ihren selbstgesetzten Zielen entsprechen will – eine möglichst ungestörte Teilhabe am Leben.

Merke

Die grundsätzlichen Überlegungen zum Anspruch, den Pflege an sich selbst hat, sind nicht theoretischer Natur. Sie bestimmen die Haltung, mit der Pflegende ihre praktische Arbeit bewerten, formulieren ein weit gefasstes Arbeitsethos und ermöglichen nicht zuletzt die Bewertung von Versorgungsstrukturen. Pflegerische Institutionen, und damit sind sowohl ambulante wie stationäre Einrichtungen gemeint, die nicht in der Lage sind, neben der selbstverständlichen Dienstleistung am Körper der Pflegebedürftigen auch die anderen

Dimensionen des Menschseins zu verwirklichen, genügen den Anforderungen nicht. An einem praktischen Beispiel verdeutlicht: Es reicht nicht aus, dass ein immobiler Mensch sauber und mit intakter Haut im Bett liegt. Ebenso wichtig ist es z. B., seinem Tag eine sinnvolle Struktur zu geben (▶ 3.2.1), damit er sich im Rahmen seiner Möglichkeiten als selbstbestimmtes und handelndes Individuum erlebt.

Die selbstverständlichen Rechte pflegebedürftiger Menschen sind bereits durch das Grundgesetz ausreichend gesichert. Dort steht geschrieben, dass die Würde des Menschen – unabhängig von seinen Eigenschaften – unantastbar ist. Um diese Worte zu betonen, wurde die **Charta der Rechte hilfe- und pflegebedürftiger Menschen** (kurz **Pflege-Charta** ▶ Tab. 3.1) entwickelt und im Jahre 2005 in Kraft gesetzt. Darin finden sich alle Aspekte, die ein menschenwürdiges Leben garantieren sollten (siehe Lese- und Surftipp).

Tab. 3.1 Die acht Artikel der Charta der Rechte hilfe- und pflegebedürftiger Menschen
Artikel 1: **Selbstbestimmung und Hilfe zur Selbsthilfe** Jeder hilfe- und pflegebedürftige Mensch hat das Recht auf Hilfe zur Selbsthilfe und auf Unterstützung, um ein möglichst selbstbestimmtes und selbstständiges Leben führen zu können.
Artikel 2: **Körperliche und seelische Unversehrtheit, Freiheit und Sicherheit** Jeder hilfe- und pflegebedürftige Mensch hat das Recht, vor Gefahren für Leib und Seele geschützt zu werden.
Artikel 3: **Privatheit** Jeder hilfe- und pflegebedürftige Mensch hat das Recht auf Wahrung und Schutz seiner Privat- und Intimsphäre.
Artikel 4: **Pflege, Betreuung und Behandlung** Jeder hilfe- und pflegebedürftige Mensch hat das Recht auf eine an seinem persönlichen Bedarf ausgerichtete, gesundheitsfördernde und qualifizierte Pflege, Betreuung und Behandlung.
Artikel 5: **Information, Beratung und Aufklärung** Jeder hilfe- und pflegebedürftige Mensch hat das Recht auf umfassende Informationen über Möglichkeiten und Angebote der Beratung, der Hilfe und Pflege sowie der Behandlung.

Tab. 3.1 Die acht Artikel der Charta der Rechte hilfe- und pflegebedürftiger Menschen (*Forts.*)
Artikel 6: **Kommunikation, Wertschätzung und Teilhabe an der Gesellschaft** Jeder hilfe- und pflegebedürftige Mensch hat das Recht auf Wertschätzung, Austausch mit anderen Menschen und Teilhabe am gesellschaftlichen Leben.
Artikel 7: **Religion, Kultur und Weltanschauung** Jeder hilfe- und pflegebedürftige Mensch hat das Recht, seiner Kultur und Weltanschauung entsprechend zu leben und seine Religion auszuüben.
Artikel 8: **Palliative Begleitung, Sterben und Tod** Jeder hilfe- und pflegebedürftige Mensch hat das Recht, in Würde zu sterben.

LESE- UND SURFTIPP

Weitergehende Informationen zur Charta der Rechte hilfe- und pflegebedürftiger Menschen: www.pflege-charta.de

3.1 Dimensionen pflegerischer Arbeit

Definition

Pflegetheorie: logische und in sich stimmige Konstruktion von Aussagen, die das Wesen der Pflege, die ihr zugrunde liegenden Fakten sowie ihre Auswirkungen beschreibt.
Pflegemodell: vereinfachte Darstellung des komplexen Themas Pflege, die einen gut verständlichen Überblick ermöglicht, aber sämtliche Facetten trotzdem korrekt wiedergibt.

Im Zuge der Professionalisierung des Pflegeberufes und der Entwicklung einer angemessenen Ausbildung war es notwendig, die Inhalte des Begriffs „Pflege" zu definieren, darüber nachzudenken, welche Aufgaben Pflegende eigentlich haben und unter welchen Bedingungen sie ihnen gerecht werden können.
Der Beginn dieser Entwicklung einer Abgrenzung des Berufsstandes durch die Definition pflegerischer Kernaufgaben vollzog sich in den 1950er-Jahren in den USA.
Dort fassten Pflegewissenschaftlerinnen, z. B. Virginia Henderson, Hildegard Peplau, Dorothea Orem oder Martha Elisabeth Rogers die

pflegerischen Aufgaben zusammen, indem sie sie an den Bedürfnissen der Menschen ausrichteten.

Diese Idee hat sich im Prinzip erhalten. Zwar haben unterschiedliche Theoretiker neue Kategorien, Bezeichnungen oder Gruppierungen eingeführt, doch an der grundlegenden Feststellung, dass Pflege sich aus ethischen und moralischen Gründen am Empfänger der Dienstleistung orientieren muss und diesen mit allen Lebensäußerungen wahrzunehmen hat, änderte sich nichts.

3

Im deutschsprachigen Raum adaptierte man die amerikanischen Konstruktionen ab den 1960er-Jahren. Die Übernahme der Theorien ist eng verbunden mit dem Namen der schweizerischen Ordensschwester **Liljane Juchli.** Sie hat keine gänzlich neue Theorie erstellt. Ihr kommt jedoch der Verdienst zu, die bis dahin eher beliebig gestaltete Pflege(-ausbildung) mit einem gegliederten Konzept der Lebensbedürfnisse ausgestattet zu haben. Ihre 12 **Aktivitäten des täglichen Lebens (ATL)** waren über lange Jahre der Dreh- und Angelpunkt des Pflegeverständnisses hierzulande. Sie orientierten sich – so wie es heute für die Pflege selbstverständlich sein sollte – an dem Bild eines gesunden Menschen.

Inzwischen haben zahlreiche Pflegewissenschaftler diese Grundlagen erweitert und modifiziert.

3.1.1 Fördernde Prozesspflege

Die Fördernde Prozesspflege basiert auf der oben beschriebenen Tradition.

Merke

Dieses Modell eignet sich besonders gut zur Strukturierung der Pflege dementer Menschen, weil es die „existenziellen Erfahrungen des Lebens“ und die „sozialen Beziehungen“ als besonders wichtige Kategorien heraushebt.

Die Arbeit der deutschen Pflegewissenschaftlerin **Monika Krohwinkel** steht für eine personenorientierte Sicht, die den Menschen physisch, psychisch und in seinen sozialen Beziehungen sowie seinen existenziellen Erfahrungen umfasst. Die Ausrichtung auf rein medizinische Daten, z. B. Blutdruck, Puls und Körpertemperatur, würde den Dimensionen der Pflege demenzkranker Menschen ebenso wenig gerecht, wie die ausschließliche Betrachtung der sozialen oder pflegerelevanten Aspekte.

Pflegekräfte, die dieses Modell verwenden, gehen im Zusammenhang mit den Pflegebedürftigen von drei Kategorien aus, denen die bereits lange bekannten und in fast allen Modellen wiederkehrenden Lebensaktivitäten zugeordnet sind.

Ursprünglich sprach Monika Krohwinkel in ihrer Arbeit, die sie zunächst auf Menschen nach Schlaganfällen bezogen hatte, von **AEDL (Aktivitäten und Erfahrungen des täglichen Lebens).** Im Zuge einer Überarbeitung im Jahr 1999 änderte sie diesen Begriff in **ABEDL (Aktivitäten, Beziehungen und existenzielle Erfahrungen des täglichen Lebens)** und akzentuierte damit die Bedeutung der sozialen Dimension des Menschen (▸ Tab. 3.2).

Tab. 3.2 ABEDL-Modell nach Krohwinkel. Die Kategorien und Inhalte sind – vor allem im Bezug auf demenzkranke Menschen – im folgenden Text näher erläutert.

Kategorie	Inhalt
1) Lebensaktivitäten realisieren können	• Kommunizieren • Sich bewegen • Vitale Funktionen aufrecht erhalten • Sich pflegen • Sich kleiden • Ausscheiden • Essen und trinken • Ruhen, schlafen, sich entspannen • Sich beschäftigen, lernen, sich entwickeln • Die eigene Sexualität leben • Für sichere und fördernde Umgebung sorgen
2) Soziale Kontakte und Beziehungen aufrecht erhalten können	• In Kontakt sein und bleiben • Mit belastenden Beziehungen umgehen • Unterstützende Beziehungen erhalten, erlangen, wiedererlangen
3) Mit existenziellen Erfahrungen des Lebens umgehen und sich dabei entwickeln können	• Fördernde Erfahrungen machen • Mit belastenden Erfahrungen umgehen • Erfahrungen, welche die Existenz fördern oder gefährden, unterscheiden • Lebensgeschichtliche Erfahrungen einbeziehen

Monika Krohwinkel beschreibt in ihrem Modell außerdem fünf Merkmale für eine qualitativ hochwertige Pflege, die aus ihrer Sicht besonders gut durch die Gewichtung menschlicher Bedürfnisse in der Fördernden Prozesspflege zu realisieren ist. Tatsächlich entsprechen diese Merkmale denselben Anforderungen, die für gelingende Kontakte zwischen gesunden Menschen gelten. Hier drückt sich eine grundlegende Haltung aus, die dem Gegenüber zugewandt ist und ihn in allen Äußerungen ernst nimmt und als gleichwertiges Individuum betrachtet:

Sichtbarkeit In der pflegerischen Arbeit sind Defizite und Fähigkeiten des Erkrankten gleichwertig repräsentiert. Um eine schlüssige und umfassende Versorgung gewährleisten zu können, erheben Mitglieder des Pflegeteams diese Aspekte fortlaufend und bringen alle Beteiligten durch sorgfältige Dokumentation auf den gleichen Wissensstand – nur dann ist ein einheitlicher und zielorientierter Umgang mit dem Erkrankten möglich.

Ganzheitlichkeit Die Pflegenden führen die ABEDL-Kategorien und deren Inhalte zusammen und beachten deren Wechselwirkungen. Der Begriff der Ganzheitlichkeit beschreibt nach Auffassung einiger Autoren jedoch einen nicht realisierbaren Anspruch. Sie halten es für sinnvoller, von **Personenzentriertheit** zu sprechen.

Kongruenz Eindeutige Kommunikation stärkt die Beziehung zwischen Pflegenden und Pflegebedürftigen. Sie vermittelt Echtheit und Wahrhaftigkeit. Dazu gehört die Übereinstimmung von verbalen und nonverbalen Signalen.

Kontinuität Dieses Merkmal bezieht sich darauf, den Personalwechsel in pflegerischen Teams möglichst gering zu halten, sowie auf unterbrechungsfreie Pflegehandlungen. Wurde z. B. die morgendliche Toilette begonnen, sollten Pflegende sie bis zum Ende fortsetzen. Pausen verwirren Menschen, die an Orientierungsstörungen leiden.

Förderung von Wohlbefinden und Unabhängigkeit Sie beschreibt das Ziel der Pflege und bleibt unberührt davon, dass diese sehr umfassend formulierten Zustände sich stets nur im Rahmen der individuellen Voraussetzungen erreichen lässt.
Aus diesen Grundsätzen ergeben sich im Zuge von Umkehrschlüssen Merkmale, die für eine wenig fördernde, abhängigkeitsverstärkende und nicht bedürfnisorientierte Pflege stehen. Der praktische Nutzen der Aufzählung liegt darin, dass Pflegende sich anhand dieser Kriterien fortlaufend selbst beobachten sollen, um ihre Haltung an den wünschenswerten Merkmalen auszurichten. Nach Krohwinkel ist defizitorientierte und damit oft auch mangelhafte Pflege charakterisiert durch:

Unsichtbarkeit Pflegende übersehen Fähigkeiten und Bedürfnisse der Pflegebedürftigen und berücksichtigen sie deshalb nicht. Ursache ist oft eine mangelhafte Kommunikation zwischen den Mitgliedern eines Teams, die sich auch in einer unsachgemäßen Dokumentation zeigt.

Fragmentierung Pflegende konzentrieren sich ausschließlich auf einzelne Aspekte der gesamten Pflegesituation. Sie versäumen es, Ursachen und Wirkungen nachzuvollziehen und den pflegebedürftigen Menschen als Einheit mit vielen Facetten zu betrachten.

Inkongruenz Beschreibt eine Unstimmigkeit zwischen den Signalen, die während eines Kommunikationsprozesses zwischen den Beteiligten ausgetauscht werden. Pflegende, die auf verbalem Weg den Konventionen der Höflichkeit folgen, aber emotional nicht an der Situation beteiligt sind bzw. schlicht kein Interesse für das Gegenüber empfinden, stehen in der Gefahr, einander widersprechende Botschaften zu senden. Sie sprechen z. B. verständnisvolle Worte, ihre Mimik aber wirkt abweisend. Daraus entstehen Verwirrung und Misstrauen, denn besonders Menschen mit Orientierungsstörungen haben oft ein geschärftes Empfinden für solche Zwischentöne. Kongruenz, also das Gegenteil, bedeutet übrigens nicht, dass Pflegende sich unter allen Umständen zustimmend verhalten müssen. Die Forderung lautet stattdessen, bei der Bekundung von Zustimmung bzw. Kritik gleichermaßen ehrlich und glaubwürdig zu sein.

Diskontinuität Beschreibt die Unterbrechung von Handlungsabläufen in Einzelsituationen sowie die Störung sozialer Bindungen durch schnell aufeinander folgenden Austausch von Bezugspersonen. Dieses Problem liegt oft in der Struktur der Anbieter von Pflegedienstleistungen begründet, die Kontinuität nur bieten können, wenn sie über ein daran orientiertes Management der Abläufe verfügen sowie einen stabilen Mitarbeiterstamm.

Hervorrufen oder Verstärken von Abhängigkeit und Unwohlsein Diese Fehlentwicklung kann Ursachen haben, die auf entgegengesetzten Polen der Haltung gegenüber dem Pflegebedürftigen beruhen. Auf der einen Seite – und dies betrifft in erster Linie pflegende Angehörige – entsteht wachsende Unselbstständigkeit aus dem verständlichen, aber falsch umgesetzten Gefühl, dem Betroffenen in allen Belangen Unterstützung zu gewähren (*Overprotection* = Überfürsorglichkeit). Mit dieser Haltung erstickt man die Handlungsmotivation eines betreuten Menschen. Es spricht z. B. nichts dagegen, dass demente Menschen sich anstrengen müssen, um manche Dinge selbst zu erledigen. Diese Anstrengungen beobachtend und motivierend zu begleiten, wäre die Idealform fördernder Pflege. Auf der anderen Seite kann das Abhängigkeitsbestreben demenzkranker Menschen wachsen, wenn sie über längere Zeit eine mangelnde Beachtung ihrer Bedürfnisse erleben. Indem sie sich auf die Entwicklungsstufe eines Kleinkindes zurückfallen lassen, fordern sie stärkere Aufmerksamkeit ein. Sie bleiben also hinter ihren Möglichkeiten zurück, um ihre Bedürfnisse nach Zuwendung erfüllt zu sehen. [7]

ABEDL-Schema für demenzkranke Menschen

Menschen mit Demenz zeigen in vielen Situationen ein Verhalten, das den Erwartungen anderer Menschen nicht entspricht. Diese aktiven und passiven Auffälligkeiten treten besonders deutlich zu Tage, wenn die betroffenen Personen den Anforderungen ihrer Umwelt nicht gerecht werden können.

Ursachen können sein:

- Der Betroffene fühlt sich nicht in der Lage, mit einer Situation umzugehen. Diese Einschätzung kann zu Recht oder zu Unrecht bestehen, wobei die Unterscheidung im Grunde unerheblich ist. Das Ergebnis ist in beiden Fällen eine Handlung, die nicht den Erwartungen entspricht, die an gesunde Menschen gerichtet werden.

- Die Umwelt stellt Forderungen an den Erkrankten, die außerhalb seiner Handlungsfähigkeit liegen. Hierbei ist von einer mangelnden Sensibilität der beteiligten Personen für das aktuelle Befinden des Betroffenen auszugehen. Gerade Menschen mit Störungen der geistigen Fähigkeiten benötigen einen beschützten Rahmen, in dem sie sich zwar frei bewegen können, der ihnen aber ausreichende Sicherheit vor den Folgen ihrer (möglicherweise nicht kontrollierten) Handlungen bietet.

Manchmal reagieren Menschen im sozialen Umfeld Demenzkranker im Kontakt mit den Betroffenen unangemessen. Sie erheben Vorwürfe, erteilen Belehrungen oder bevormunden die Erkrankten. Solche Signale wirken kontraproduktiv, weil sie den Kranken ständig auf seine Defizite verweisen und Ängste verstärken, die der Betroffene ohnehin fast unablässig verspürt. Menschen mit Demenz, die solche demotivierenden Situationen wiederholt erleben, erfahren keine Anerkennung, sondern sehen vielmehr ihre eigenen Befürchtungen, dem Leben nicht zu genügen, unablässig bestätigt. Die Reaktionen ihrer Mitmenschen vermitteln ihnen, sich für einzelne Fehlleistungen schämen zu müssen. Im Extremfall kann dies zu einer Existenzgefährdung führen, weil die Krankheit ohnehin sehr häufig mit einer depressiven Grundstimmung verknüpft ist.

Merke

Bestätigung und Stärkung der individuellen Leistungen eines demenzkranken Menschen sind die Pfeiler einer fördernden Pflege.

Pflegende beachten, dass demenzkranke Menschen ohne Unterstützung ihrer Bezugspersonen nicht in der Lage sind, angenehme Erfahrungen aus eigener Kraft in Erinnerung zu rufen oder angemessen zu genießen. Im weiteren Verlauf der Erkrankung stellt sich eine vollständige Abhängigkeit von den pflegenden Personen ein. Aus diesem Grund ist es von entscheidender Bedeutung, dass die Pflegenden sich jederzeit darüber im Klaren sind, auf welchem Stand der Fähigkeiten sich der Betroffene im Moment befindet. Für das Selbstwertgefühl wäre es fatal, wenn sie dem Betroffenen Tätigkeiten abnehmen würden, die er selbstständig erledigen kann. Auch wenn es sich um scheinbare Kleinigkeiten handelt – sie haben durchaus die Kraft, das Selbstbewusstsein zu stützen und Glücksgefühle zu vermitteln. [7]

Die folgende Aufzählung der ABEDL berücksichtigt die Bedürfnisse demenzkranker Menschen in besonderer Weise und ist deshalb nicht auf Allgemeingültigkeit angelegt. Im Unterschied zu der Darstellung in ▶ Tab. 3.2 sind hier die sozialen und existenziellen Kategorien an die erste Stelle gesetzt, weil sie eine besonders große Bedeutung im Zusammenhang mit demenziellen Erkrankungen erlangen.

ABEDL: Soziale Kontakte und Beziehungen aufrechterhalten können

Der Mensch ist in jeder Phase seines Lebens ein soziales Wesen. Aufgrund dieser Eigenschaft hat er stets das lebenswichtige Bedürfnis, mit anderen Menschen in Beziehung zu treten und mit ihnen verbunden zu sein. Es ist wichtig, dass Pflegende sich vor Augen halten, dass auch erheblicher geistiger Abbau und sogar die Unfähigkeit, aktiven Austausch mit der Umgebung zu pflegen, an diesem Bedürfnis nichts ändert.

Menschen brauchen andere Menschen, um ihre Subjektivität zu spüren. Das gilt insbesondere, wenn der Aktionsradius krankheitsbedingt geringer geworden ist. Gesunde Menschen können durchaus längere Zeiten ohne die Nähe eines Gegenübers aushalten oder gewinnen sogar Kraft durch selbstgewählte Einsamkeit.

Entwicklungspsychologen haben herausgefunden, dass die Wahrnehmung eines Menschen und die Erwartungen, mit denen er seiner Umgebung entgegentritt, massiv von seinen Erfahrungen mit den Bezugspersonen der Kindheit geprägt sind.

Zu den stärksten Eindrücken zählen Beachtung und Anerkennung durch Mitmenschen sowie das Maß der Integration und der Rang, den ein Mensch in einer Gruppe erlangt. Das Gefühl des Erfolgs steigert den Selbstwert und das Wohlbefinden.

Die Erfahrung, von Menschen, denen man Relevanz zumisst, nicht beachtet oder ausgegrenzt zu werden, bildet eine der existenzbedrohenden Erfahrungen im Leben.

Demenztypische Aspekte

Menschen mit Demenz haben wie alle anderen Menschen das Bedürfnis nach befriedigenden Sozialkontakten, verlieren aber im Verlauf der Erkrankung immer deutlicher die Fähigkeit, diese Ereignisse selbst herzustellen oder zu steuern.

Sie können sich durchaus empathisch zeigen, wenn sie den aktuellen Eindruck gewinnen, dass es einem anwesenden Menschen nicht gut geht. Dann versuchen sie ggf. diesen Menschen zu trösten.

Allerdings können sie meist keine Zusammenhänge herstellen und sind auch nicht in der Lage wahrzunehmen, dass sie evtl. selbst den beobachteten Zustand bei dem Angesprochenen herbeigeführt haben, z. B. durch aggressive Ausbrüche oder ständige Wiederholung unerfüllbarer Forderungen.

Demenzkranken Menschen geht die Entscheidungsfreiheit verloren, weil sich ihre Begriffe von Vergangenheit, Gegenwart und Zukunft auflösen. Sie reagieren in den meisten Fällen spontan – auch wenn sie dabei durchaus von lang zurückliegenden Ereignissen bestimmt sein können.

Menschen mit Demenz können die Folgen ihres Handelns nicht abschätzen. Sie sind nicht in der Lage, ihr Verhalten an wechselnde Situationen

anzupassen, und es fällt ihnen schwer, abzuwarten, Rücksicht zu üben oder Regeln des gesellschaftlichen Miteinanders einzuhalten.
Aufgrund mangelnder Merkfähigkeit und anderer kognitiver Einschränkungen erzählen sie bei Unterhaltungen wiederholt von früheren Erlebnissen, greifen im Gespräch auf immer gleiche Floskeln zurück, suchen nach Worten und reden weitschweifig am eigentlichen Thema vorbei. Oft verhalten sie sich dabei unangemessen vertraulich.
In Gruppen sind sie schnell überfordert. Ihr oft unverständliches und scheinbar rücksichtsloses Verhalten zieht zumeist Missbilligung auf sich.
Auf Kritik reagieren die Betroffenen mit Irritation, Angst, Ärger oder Wut. Sie ziehen sich zu Beginn der Erkrankung häufig zurück, indem sie Gespräche oder sogar Sozialkontakte insgesamt meiden. Im weiteren Verlauf drücken sie ihre Gefühle zunehmend spontan und unkontrolliert aus. Dadurch verunsichern sie ihre Mitmenschen, die dann ggf. Begegnungen verweigern.
Weitere kognitive Defizite dementer Menschen:

- Falsche Benutzung von technischen Kommunikationshilfen, z. B. Telefon, Klingel
- Verlust der Fähigkeit, den Sinn von Informationen auf Merkzetteln oder Hinweistafeln zu verstehen
- Verkennung des eigenen Spiegelbilds und fremder Menschen

Je weiter die Erkrankung fortschreitet, desto stärker lässt die Erkenntnis- und Steuerungsfähigkeit der Betroffenen nach. Sie erleben deshalb viele Situationen als Bedrohung und suchen Schutz und Orientierung bei vertrauten Personen, auch wenn diese nicht anwesend sind.
Dies ist eine mögliche Erklärung für das häufige Phänomen, dass demente Menschen intensiv nach ihrer Mutter suchen. Sie steht symbolhaft für Geborgenheit. Die Verkennung kann auch dazu führen, dass sie Pflegende oder andere zufällig anwesende Menschen als Mutter ansprechen und sogar regelrecht verfolgen. In diesen Momenten ist das Gefühl des Alleinseins übermächtig und verlangt nach Linderung.

Pflegetipps

- Die sozialen Angebote sollen sich den abnehmenden Fähigkeiten der Erkrankten anpassen. Es ist sinnvoll, Gruppenarbeit in immer kleineren Gruppen durchzuführen und schließlich auf Einzelkontakte in ruhiger Umgebung zu reduzieren. Im Zuge der abnehmenden verbalen Kompetenz erhalten Blickkontakte und Berührungen zunehmende Bedeutung. Allerdings können auch schwer beeinträchtigte Demenzerkrankte oft erstaunlich viele Liedtexte auswendig und singen gern, selbst wenn das Sprechen ihnen bereits schwerfällt.
- Menschen mit Demenz drücken Überforderung und Unbehagen körperlich aus. Sie zeigen Stresszeichen (z. B. Unruhe, Reizbarkeit, Abwehr, herausforderndes Verhalten).
- Auch inmitten von Menschen können sie von starken Einsamkeitsgefühlen befallen werden. Bei Aufenthalten in Gruppen sollte

außerdem beachtet werden, dass diese auch Überstimulation und Daueranforderungen verursachen können. Dieser Druck kann sich auch durch intensive Einzelkontakte einstellen.
- Pflegende sollten das individuell passende Verhältnis von Sozialkontakten und „Für-Sich-Sein" des Betroffenen regelmäßig einschätzen und dann die Tage entsprechend strukturieren. Entsprechende Informationen erhalten sie über eigene Beobachtungen, sorgfältige Dokumentation, aber auch von Angehörigen und aus anderen Berufsgruppen, z. B. den Sozialdienst. Es hilft, Missverständnisse und Konflikte zu vermeiden, wenn die an der Betreuung beteiligten Personen ihre Eindrücke vom Verhalten des Betroffenen regelmäßig austauschen und die Angebote nach gemeinsamer Absprache anpassen. [7]

ABEDL: Mit existenziellen Erfahrungen des Lebens umgehen und sich dabei entwickeln können

Definition

Existenzielle Erfahrung: bewusst erlebte Ereignisse, die sich prägend auf die Persönlichkeit, die Werthaltung und Lebensführung auswirken.

Existenzielle Erfahrungen bezeichnen Erlebnisse, Situationen und Wahrnehmungen, die ein Mensch durchlebt und die sein Dasein in unmittelbarem Sinn betreffen. Dies können Prägungen sein, die den Menschen in seinem Selbstvertrauen stärken, aber auch solche, die ihn schwächen und die er nur unter Aufbietung aller Kräfte übersteht. Es ist wichtig zu wissen, dass selbst scheinbare Kleinigkeiten dieses Gewicht erhalten können und dass der Betroffene oft selbst nicht weiß, welcher Umstand ihn beeindruckt hat. So ist es z. B. verständlich, dass Kriegserlebnisse sich tief in das Bewusstsein graben. Viel weniger leicht ersichtlich sind fortgesetzte Kränkungen, die in einer Partnerschaft stattgefunden haben. Die folgenden Beispiele sollen Pflegende für die mögliche Bandbreite existenzieller Erfahrungen sensibilisieren:
- Krankheit und Tod eines nahestehenden Menschen oder eines geliebten Tieres
- Geburt eines Kindes und dessen Lösung vom Elternhaus
- Liebe, Partnerschaft, Eheschließung
- Trennung und Scheidung
- Umzug in eine andere Umgebung
- Verlust von Freunden, Bekannten und den gewohnten Alltagsroutinen
- Verlust des Arbeitsplatzes (meist kombiniert mit materieller Unsicherheit)
- (Sexuelle) Gewalt, Ohnmacht, Isolation und Ausgrenzung

- Reifung und Verluste im Zusammenhang mit dem Altern
- Eigene Erkrankung, die mit Einschnitten ins bisher gewohnte Leben verbunden ist (z. B. aufgrund von starken Schmerzen)

Merke

Das Erleben von Beeinträchtigungen kann so einschneidend sein, dass es Abhängigkeit zur Folge hat, die Selbstbestimmung bedroht sowie die Fähigkeit zur Verständigung mit anderen Menschen einschränkt.

Alle Erlebnisse und Erfahrungen, die intensive Gefühle auslösen, die Frage nach dem Lebenssinn aufwerfen, tiefgreifende Veränderungen im Leben eines Menschen zur Folge haben und einen längeren Bewältigungsprozess erforderlich machen, sind zu den existenziellen Erfahrungen zu zählen.
Pflegende messen dieser ABEDL nicht nur negative Bedeutung zu. Stärkende Erfahrungen ziehen sich ebenfalls durch die gesamte Biografie und können durchaus dazu beitragen, dass ein Mensch widerstandsfähiger wird und sogar die Bearbeitung von Erkrankungen (etwa einer Demenz) leichter und selbstbewusster bewältigen kann. Solche **kraftspendenden Erfahrungen** können stabile familiäre Strukturen sowie berufliche und persönliche Erfolgserlebnisse sein.
Angehörige und Pflegende von dementen Menschen sind im täglichen Zusammensein und während der Arbeit mit Themen und Situationen konfrontiert, die ihr eigenes Gefühlsleben massiv berühren. Die Pflege, Begleitung und Betreuung sind also für sich selbst genommen schon existenzielle Erfahrungen des Lebens, mit denen sich die Beteiligten auseinanderzusetzen haben und die einer Bewältigung bedürfen.
Wenn sich dieser Prozess konstruktiv und bewusst vollzieht und gegenseitiges Verständnis und Unterstützung vorhanden sind, ist es möglich, schwierige und schmerzhafte Erlebnisse zu integrieren. Dann können die Angehörigen und Pflegenden gemeinsam mit den Betroffenen daran wachsen.

Demenztypische Aspekte

Demenzkranke Menschen fühlen sich durch die meist schleichend auftretenden und im Verlauf zunehmenden Beeinträchtigungen elementar bedroht. Gerade zu Beginn des Prozesses nehmen sie die durch den Verlust von kognitiven Fähigkeiten allmählich wachsende Abhängigkeit von anderen Menschen und den damit einhergehenden Verlust ihrer Autonomie meist sehr genau wahr. Diese Erfahrungen lösen starke Gefühle aus und können vehemente Reaktionen zur Folge haben (▶ Kap. 2.1).
Herausforderndes Verhalten, z. B. Abwehr und Aggressionen, ruheloses oder suchendes Umherlaufen, Sammeln oder Verstecken von Dingen, Rufen und Schreien sind häufig in diesem Gefühl der Bedrohung begründet. Der Betroffene kann das aktuelle Geschehen und die eigenen Schwie-

rigkeiten nicht mehr angemessen zuordnen. Der Ausweg ist, auf die ihm zur Verfügung stehenden Weise „für sich zu sorgen".
Pflegende verstehen deshalb das herausfordernde Verhalten als Ausdruck des Versuchs, Bedürfnisse (z. B. Hunger, Harndrang, Stuhldrang, Wärme, Selbstbestimmung, Kontakt, Trost) zu befriedigen. Das Verständnis für diese psychologischen Zusammenhänge kann schwere Konflikte im Umgang mit demenzkranken Menschen – insbesondere in den ersten Phasen der Erkrankung – vermeiden helfen.
Das Wissen über gemachte existentielle Erfahrungen der Betroffenen kann helfen, bestimmte Handlungsweisen zu verstehen. So zeigt sich evtl. eine erlebte Hungersnot im Krieg darin, dass Essen gesammelt und versteckt wird.

Pflegetipps

- Eigene Wahrnehmung bezüglich der aus Sicht der Erkrankten bedrohlich wirkenden oder irritierenden Aspekte in der Umgebung schärfen. Erst dann ist es möglich, diese Umstände zu vermeiden oder zu verändern.
- Potenzielle Bedürfnisse der Betroffenen in allen Bereichen ihres Seins berücksichtigen. Dazu ist es sinnvoll, auch diskrete Signale ernst zu nehmen, die sich aus dem Verhalten ergeben. Dies gelingt nur durch kontinuierliche und strukturierte Beobachtung und Einschätzung des Befindens.
- Angemessene Angebote zur Vorbeugung herausfordernden Verhaltens machen.
- Auffällige oder störende Verhaltensmuster nicht unmittelbar korrigieren wollen, sondern so gut wie möglich in die konstruktive Arbeit mit dem Erkrankten einbeziehen. [7]

Lebensaktivitäten realisieren können

ABEDL: Kommunizieren

Definition

Kommunikation (lat. teilen, mitteilen): Austausch von Gedanken in Sprache, Gestik, Mimik, Schrift oder Bild zwischen zwei oder mehreren Menschen.

Kommunikation kann auch als wechselseitige Übermittlung von Nachrichten zwischen Sendern und Empfängern verstanden werden. Dabei fungieren die Beteiligten zu jedem Zeitpunkt gleichermaßen als Sender und Empfänger. Auch wenn in einem geordneten Gespräch nur ein Beteiligter zu einer Zeit redet, sendet der Empfänger der Worte im gleichen Zeitraum permanent Signale, indem er etwa über die Mimik seine Zustimmung oder Ablehnung gegenüber dem Gesagten zum Ausdruck bringt oder sein fortlaufendes Interesse bekundet.

3

Eine für beide Seiten befriedigende Verständigung über Sachinhalte, z. B. die Aufnahme von übermittelten Informationen oder die Annahme eines Auftrags, kommt nur zustande, wenn Sender und Empfänger ihre Beziehung zueinander geklärt haben. Kontaktaufnahme, Begegnung und Verständigung sind zentrale Merkmale dieses kontinuierlichen Prozesses (▶ Kap. 3.1.6). Er verbindet den Menschen mit seiner Umwelt und vollzieht sich auch ohne bewusste Steuerung. Selbst wenn jemand absichtlich versucht, keinen Kontakt aufzunehmen, sendet allein seine physische Anwesenheit Signale an die Anwesenden. Es ist, wie der Kommunikationswissenschaftler **Paul Watzlawick** gesagt hat, unmöglich, nicht zu kommunizieren. Kommunikation endet erst mit dem Tod eines Menschen.
Das Gefühl eines Menschen, sozial integriert zu sein, ist in erster Linie durch die Qualität der Kommunikation mit anderen Personen bestimmt. Die gleichzeitige körperliche Anwesenheit an einem Ort ist noch kein Garant für befriedigende soziale Kontakte.

Demenztypische Aspekte

Menschen mit demenziellen Erkrankungen sind auf verschiedene Weise an der bewussten Steuerung ihrer Kommunikation gehindert:

- Sie können ihre Aufmerksamkeit häufig nicht lange genug auf einen Gegenstand richten.
- Sie lassen sich leicht ablenken, weil sie Reize nicht filtern, wie es ein gesunder Mensch automatisch tut (▶ Abb. 3.1). Die störenden Reize können aus ihnen selbst, z. B. Schmerzen, Hunger, Stuhldrang oder von außen kommen, z. B. Geräusche, andere anwesende Personen.
- Verminderte Wahrnehmungsfähigkeit, z. B. Sehschwäche, Schwerhörigkeit, beeinträchtigen die Aufnahme von Informationen zusätzlich und begünstigen Missverständnisse.

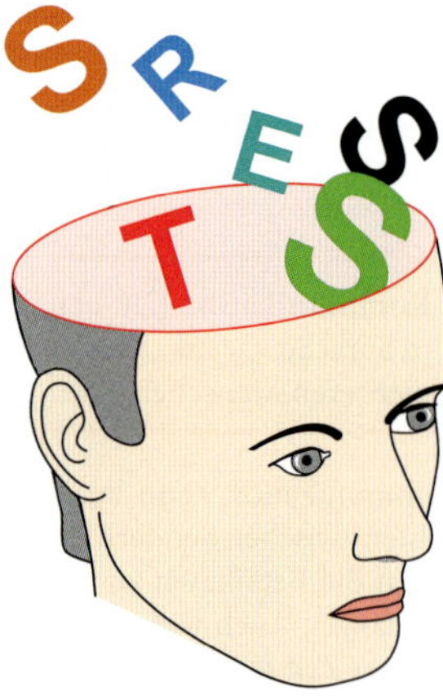

Abb. 3.1 Demenzkranken Menschen fehlen die Filter zum Schutz gegen Reize. Daraus entsteht Stress. [L143]

Die Fähigkeit, sich verbal mitzuteilen, kann durch die Demenz so stark eingeschränkt sein, dass Zuhörer die Äußerungen des Erkrankten kaum entschlüsseln können (Validation ▶ Kap. 3.1.4). Dies gilt insbesondere, wenn die Kommunikationspartner davon ausgehen, dass die Informationen lediglich auf die aktuelle Situation

bezogen sind und nicht daran denken, dass für ein grundlegendes Verständnis immer die Persönlichkeit und die biografischen Erfahrungen des Betroffenen zu berücksichtigen sind.
Je weiter die Demenz fortschreitet, umso häufiger nimmt auch die Fähigkeit ab, sich überhaupt verbal mitteilen zu können. Sprachstörungen sowie der komplette Verlust der verbalen Ausdrucksmöglichkeiten erschweren das Thema Kommunikation bei Menschen mit einer Demenz in starkem Maße.

Merke

Demenzkranke Menschen bedienen sich sehr häufig (ohne bewusste Absicht) einer symbolhaften Sprache. Sie äußern Dinge, die auf den ersten Blick vollständig sinnlos scheinen. Wenn Pflegende jedoch berücksichtigen, dass ihr Erleben nicht an die Gegenwart gebunden ist, sondern in einem Satz Vergangenheit und Gegenwart unmittelbar nebeneinanderstehen können, fällt es ihnen leichter, die Informationen zu entschlüsseln. Oft finden sich in der Biografie prägende Erlebnisse, die einen Schlüssel zu solchen Äußerungen liefern. Dies unterstreicht den Wert einer sorgfältigen Dokumentation der Biografie **(Anamnese).** Wenn Pflegende wissen, wie ein demenzkranker Mensch wurde, was er ist, können sie Bemerkungen leichter verstehen, die zunächst sinnfrei scheinen.

Grundlegende Hinweise zum Verständnis der Botschaften dementer Menschen:

- Wortfindungsstörungen, Wortverständnisstörungen, stereotype Wiederholungen oder das völlige Verstummen in den letzten Phasen der Erkrankung sind Kennzeichen der zunehmenden Beeinträchtigung.
- Die nonverbalen Botschaften durch Mimik, Gestik und Handlungen haben eine zentrale Bedeutung für das Verständnis der Anliegen der Erkrankten.

Die Aufgabe der Pflegenden besteht darin, die von den Betroffenen durch das Verhalten kommunizierten Inhalte zu interpretieren (▶ Kap. 3.1.4).

Pflegetipps

Pflegende stellen in der (schriftlich festgehaltenen) Anamnese sachlich dar, wie sich der Erkrankte zum Zeitpunkt der Erhebung mitteilt. Dabei legen sie besonderen Wert auf die Klärung der als Symbole zu verstehenden Botschaften – sofern sie einen Einblick gewonnen haben. Es kann auch nützlich sein, Vermutungen zu äußern. Sie sollten jedoch als solche kenntlich gemacht sein. Aufgrund dieser Assoziationen kann es z. B. zu einem anderen Zeitpunkt gelingen, bestimmte Formen des zunächst unverständlichen Verhaltens in einen Sinnzusammenhang zu bringen. Unter diesem Blickwinkel gleicht die Kommunikation mit demenzkranken Menschen gelegentlich einem Puzzlespiel mit einer unbekannten Zahl von Teilen.

In der Dokumentation erscheinen auch aktuelle Beeinträchtigungen hinsichtlich

- Aufmerksamkeit,
- Sprachfähigkeit,
- Sprachverständnis und
- Sinneswahrnehmung.

Pflegende bedenken, dass die Individualität, mit der ein Erkrankter seine Gefühle und Bedürfnisse äußert, grundsätzlich als Ressource anzusehen ist. Die Kommunikation stellt nämlich in diesem Zusammenhang immer den Versuch dar, Probleme zu klären, auch wenn dem Betroffenen der direkte Weg krankheitsbedingt versperrt ist. Es kommt also darauf an, wie flexibel der jeweilige Gesprächspartner reagiert und wie gut er sich in die Gefühlswelt des Erkrankten einfinden kann.

Merke

Bei der Kommunikation mit demenzkranken Menschen trägt stets das nicht erkrankte Gegenüber die Hauptlast. Nur die Fähigkeit, von gewohnten Umgangsschemata abzusehen und sich ganz auf die (oft krude wirkenden) Empfindungen des Betroffenen einzulassen, kann eine zielgerichtete und damit letztlich befriedigende Interaktion entstehen.

Ebenso wichtig ist es, das Verhalten des Betroffenen im Kontakt mit anderen Menschen zu dokumentieren. Besonderes Augenmerk richten Pflegende darauf, ob der Betroffene in der Lage ist, selbstständig befriedigende Beziehungen zu anderen Menschen herzustellen und zu gestalten. Benötigt der Betroffene in solchen Kommunikationsprozessen Unterstützung, damit weder er selbst noch sein Gegenüber überfordert sind, ist auch dieser Umstand in der Dokumentation zu beschreiben. [7]

ABEDL: Sich bewegen

Leben ist ohne **Bewegung** unmöglich. In den Atomen, den kleinsten Bausteinen, findet sie genauso statt wie in hoch entwickelten Organismen. Außerdem ist sie ein fundamentales menschliches Bedürfnis. Sie kann physisch und direkt sichtbar stattfinden, indem sich z. B. ein Mensch aus eigener Kraft oder durch äußere Einflüsse bewegt.

Der Begriff Bewegung kann sich aber auch auf innere, psychische und damit von außen zunächst nicht sichtbare Aktionen beziehen. Auch für die Entstehung von z. B. Empfindungen sind physikalisch messbare Bewegungen vonnöten, z. B. die Bewegung elektrischer Impulse in Nervenfasern.

Bewegung und Wohlbefinden stehen in einer engen Wechselbeziehung zueinander:

- Durch einen Spaziergang lassen sich z. B. Stress und Anspannung abbauen und das Wohlbefinden steigern.
- Beim Tanz bietet sich z. B. die Möglichkeit, Gefühle auszudrücken.

In den meisten Fällen finden innere und äußere Bewegungen gleichzeitig statt. Stehen Bewegung und Ruhe, Spannung und Entspannung in einem ausgewogenen Verhältnis, kann ein Mensch sich ausgeglichen fühlen.

Die Fähigkeit zur Bewegung schafft aber auch die Voraussetzung zur eigenständigen Bewältigung der täglichen Aktivitäten. Sie ist ein Schlüssel zu Selbstständigkeit und Selbstbestimmung, die wiederum direkten Einfluss auf die Lebensqualität nehmen. Eingeschränkte oder verlorene Fähigkeit zur Bewegung beeinträchtigt die Autonomie des Betroffenen. Dies stellt eine existenzgefährdende Erfahrung für die betroffene Person dar (siehe oben).

Demenztypische Aspekte

Demenzkranke Menschen sind in frühen Phasen der Erkrankung häufig in ihrer Bewegungsfähigkeit nicht eingeschränkt. Die Mobilität ist grundsätzlich als wichtige Ressource anzusehen, denn über Bewegung lassen sich auch heftige Gefühle abreagieren. Da die Erkrankten jedoch nicht immer in der Lage sind, ihre Handlungen planvoll zu gestalten, sich zu orientieren und Absprachen einzuhalten, können aus dem oft stark ausgeprägten Bewegungsdrang Sicherheitsprobleme entstehen.

Eine Umgebung, die dem Betroffenen z. B. unbekannt ist, unübersichtlich scheint oder unpersönlich gestaltet ist, führt zu vermehrter Anspannung. Ebenso verstärken Lärm, verwirrende Geräusche oder optische Signale das Bedürfnis eines dementen Menschen, sich diesen Einflüssen zu entziehen.

Für dieses Verhalten hat sich der Begriff **Weglauftendenz** eingebürgert. Er ist allerdings kritisch zu betrachten, weil er impliziert, der so beschriebene Mensch würde geplant handeln. Es ist daher sinnvoller, von „Ruhelosigkeit“ oder „suchendem Umhergehen“ zu sprechen. Diese Worte beschreiben das Verhalten der Demenzkranken genauer und enthalten auch nicht den Aspekt des Regelbruchs.

Merke

Ruheloses bzw. suchendes Umhergehen ist möglicherweise ein arttypisches Verhaltensmuster des Menschen. Ursprünglich lebten Menschen als Nomaden und hielten sich nur so lange an einem Ort auf, wie dieser die Bedürfnisse nach z. B. Nahrung und Schutz befriedigte. Sobald sich diesbezüglich ein Mangel zeigte, zog die Sippe zu einem anderen Ort, der geeigneter war.

Neben dem psychischen Druck, unter dem demenzkranke Menschen häufig leiden, liegt eine weitere Ursache für den Bewegungsdrang in den unerwünschten Wirkungen von Arzneimitteln (▶ Kap. 2.5). Sie können zu Unruhe führen. Weitere Bezeichnungen für dieses Phänomen sind Agitiertheit bzw. Akathisie.

Ohne Begleitung, Unterstützung und angemessene Gestaltung der Umgebung geraten an Demenz erkrankte Personen schnell in beeinträchtigende oder gefahrvolle Situationen. Sie sind oft nicht in der Lage,

- ihre Erschöpfung zu äußern,
- die Grenzen ihrer Belastungsfähigkeit zu beachten,
- Fehlhandlungen zu vermeiden,
- die Orientierung zu behalten,
- Gefahren einzuschätzen und angemessen darauf zu reagieren,
- Handlungsabläufe sinnvoll durchzuführen.

Außerdem leiden sie unter Sitzunruhe, zeigen stereotype Bewegungsmuster und führen ungezielte Bewegungen aus.

Im Verlauf der Erkrankung verlieren demenzkranke Menschen ihre Bewegungsfähigkeit. In der Endphase liegen sie meist völlig ohne Eigenaktivität im Bett. Pflegende erstellen in solch einer Situation einen Bewegungsplan, der verschiedene Positionierungen des Betroffenen in bestimmten Zeitintervallen festhält. Sie entwerfen solche Pläne unter Berücksichtigung der individuellen Bedürfnisse des Betroffenen. Dazu gehören z. B.:

- Neigung des Erkrankten zu bestimmten Haltungen (über die Anamnese herauszufinden)
- Hautzustand (das Vorliegen eines Druckgeschwürs an einer Körperstelle erfordert es, diesen Bereich vollständig vom Gewicht des Körpers zu entlasten)
- Körpergewicht
- Bewegungseinschränkungen (z. B. Kontrakturen, also die stark reduzierte Bewegungsfähigkeit eines Gelenks) verhindern ggf. bestimmte Körperpositionen.
- Weitere Erkrankungen, die bestimmte Körperhaltungen unmöglich machen, z. B. Erkrankungen des Bewegungssystems, des Herzens oder der Lunge

Bedingt durch andere Erkrankungen kann auch bereits in den ersten Phasen einer Demenz die Bewegungsfähigkeit eingeschränkt sein. Dann besteht die Gefahr, dass die Betroffenen ihre Einschränkungen nicht wahrnehmen und in gefährliche Situationen geraten. Beispiel: Ein dementer Mensch, der einen Schlaganfall erlitten hat und nicht ohne Hilfe stehen kann, versucht, aus dem Rollstuhl aufzustehen.

Im Verlauf einer Demenz kommt es häufig zu folgenden Bewegungseinschränkungen:

- Probleme beim Treppensteigen
- Gang- und Standunsicherheit
- Gleichgewichtsstörungen
- Koordinationsstörungen

- Körperbildstörung
- Gestörte Raumorientierung

Pflegetipps

- Pflegende beachten, dass sowohl der gesteigerte Bewegungsdrang als auch mangelnde Bewegung zu spezifischen Gefahren für den Betroffenen führen können. Es ist notwendig, dafür zu sorgen, dass die größtmögliche Selbstständigkeit mit der körperlichen Unversehrtheit des Erkrankten in Einklang steht. Hierbei kommt einer angemessenen Gestaltung der Umgebung große Bedeutung zu. Sie lässt sich gelegentlich ohne großen Aufwand herstellen, indem man z. B. bei einem demenzkranken Menschen, der nachts sein Bett verlässt, das Bettgestell entfernt und die Matratze auf den Fußboden legt. Damit lässt sich die Sturzgefahr erheblich verringern.
- Pflegende legen sich nicht einseitig auf den Förderungsaspekt fest. Sie versuchen stets, die Ursachen für mangelnde Bewegung zu ergründen und richten ihre Arbeit bei apathischen bzw. hyperaktiven Menschen gezielt aus, um die jeweiligen Bedürfnisse möglichst sinnvoll zu befriedigen. Es ist wichtig, die Grenzen der Leistungsfähigkeit demenzkranker Menschen unbedingt zu beachten. [7]

ABEDL: Vitale Funktionen aufrechterhalten

Zu den vitalen Funktionen des menschlichen Körpers gehören:

- Atmung
- Herzaktivität **(Kreislauf)**
- Regulation der Körpertemperatur

Diese körperlichen Aktionen sind lebensnotwendig. Gemeinsam ist ihnen, dass sie dem Willen des Menschen weitgehend entzogen sind und dass ein Ausfall oder schwere Beeinträchtigung einer dieser Funktionen zu einer akuten Lebensbedrohung führt.

Krankheiten, die zu einer Beeinträchtigung der genannten Körperfunktionen führen, können starke Ängste bis hin zur Panik sowie Schmerzen und einen Verlust des Bewusstseins auslösen.

ACHTUNG

Aus pflegerischer Sicht treten alle anderen Aufgaben in den Hintergrund, wenn die Vitalfunktionen bedroht sind. Aus einer solchen Situation ergibt sich ein Notfall, der nicht selten lebensrettende Maßnahmen im Sinne einer Herzdruckmassage sowie ggf. Atemspende erforderlich macht.

Ausgenommen davon sind Situationen, in denen sich ein Mensch im begleiteten Sterbeprozess befindet. Hierbei markiert ein Ausfall der Vitalfunktionen den Eintritt des Todes.

Demenztypische Aspekte

Menschen mit einer Demenz äußern Beschwerden bei Atmung, Kreislauf oder Körpertemperatur meist nicht verbal. Sie stellen ihr Verhalten nicht auf diese Einschränkungen ein und befolgen therapeutische Anweisungen nicht. Dies hat seine Ursache in der kognitiven Beeinträchtigung und gelegentlich der depressiven Stimmung, die für diese Erkrankung typisch ist.
Zur Überwachung erheben und dokumentieren Pflegende die Vitalfunktionen von dementen Menschen in angemessenen Intervallen. Die Zeiträume hängen von den vorliegenden Erkrankungen ab. Ein chronisch herzkranker Mensch benötigt für eine angemessene Überwachung z. B. eine dreimal täglich durchgeführte Blutdruckmessung. Bei einem herzgesunden Menschen kann eine Erfassung des Blutdrucks in weiter auseinanderliegenden Zeitintervallen stattfinden.
Um Fehlverhalten zu vermeiden, das aufgrund der mangelnden Krankheitseinsicht von Menschen mit Demenz vorkommt, bedarf es einer ständigen Begleitung des Betroffenen. Die notwendigen Überwachungsmaßnahmen sind in der Pflegeplanung zu dokumentieren.
Verhalten, das bei demenzkranken Menschen aufgrund der fehlenden Krankheitseinsicht häufig zu beobachten ist:

- Fehler bei der Arzneimitteleinnahme
- Missachtung von Diätvorschriften
- Zu geringe Trinkmenge
- Ablehnung oder Vergessen medizinischer Maßnahmen, z. B. Lagerung, Verbandswechsel, Sondenpflege, Katheterpflege, Vitalzeichenkontrolle
- Manipulation an Sonden, Kathetern oder Verbänden (häufig ist auch eine Entfernung dieser Fremdkörper)
- Verwendung von Bekleidung, die dem Klima nicht angemessen ist

Pflegetipps

- Pflegende nehmen die Gefühle des Betroffenen ernst, auch wenn sie auf inadäquate Weise zum Ausdruck kommen. Sie ergreifen in diesen Fällen sofort entsprechende Maßnahmen oder alarmieren professionelle Rettungskräfte. Die Missachtung solcher Krankheitszeichen kann Ängste und z. B. Atemnot oder Schmerzen verstärken sowie im Extremfall zu einer vitalen Bedrohung des Erkrankten führen.
- Die Beobachtung der Vitalzeichen sowie der Beginn lebensrettender Sofortmaßnahmen bedürfen keiner ärztlichen Anordnung, sondern sollten von allen Personen, die an der Versorgung beteiligt sind, bei Bedarf unverzüglich eingeleitet werden. Dazu sind Kenntnisse der Ersten Hilfe unabdingbar. Zahlreiche Institutionen bieten entsprechende Fortbildungen und Kurse an. Die Kenntnisse sind mindestens in zweijährigem Abstand aufzufrischen (siehe Lese- und Surftipp). [7]

ABEDL: Sich pflegen

Die ABEDL Sich pflegen umfasst nicht nur die konkreten Handlungen zur Körperpflege.

Auch für diesen Aspekt des Lebens gilt die grundsätzliche pflegerische Haltung, einen Menschen in allen seinen Facetten als unteilbare Einheit zu betrachten.

Körper und Seele gehen im Menschen eine enge Verbindung ein und deshalb bedeutet die Pflege des Körpers stets auch die Pflege der Seele.

Während der Körperpflege überschreiten Pflegende immer Schamgrenzen und dringen in den privatesten körperlichen Bereich der pflegebedürftigen Menschen ein. Damit diese Handlungen als wohltuend empfunden werden können, muss eine vertrauensvolle Verbindung zwischen den beteiligten Menschen bestehen. Pflegende sind sich also bewusst, dass sie nicht nur gefordert sind, rein technisch einwandfreie Dienstleistung zu erbringen, sondern während ihrer Arbeit Signale der Wertschätzung zu senden (▶ Kap. 3.1.5). Dies setzt ein ehrliches Interesse an dem gepflegten Menschen voraus. Aus diesem Grund lassen sich menschliche Pflegende nicht von „Pflegerobotern“ ersetzen, die seit einigen Jahren erprobt werden. Körperpflege ist ein intensiver Kommunikationsprozess, in dem der Unterstützende mit dem Unterstützen in einem fortwährenden Austausch nonverbaler Informationen steht.

Allein die Qualität einer Berührung kann – wie es auch das Konzept der Basalen Stimulation® lehrt – die Art der Pflegebeziehung entscheidend beeinflussen. Hautkontakt kann beruhigend wirken, wenn er großflächig und für den Berührten nachvollziehbar erfolgt. Punktuelle und flüchtige Berührungen dagegen lösen Unwohlsein aus.

Das Bedürfnis nach Körperpflege ist individuell sehr unterschiedlich ausgeprägt. Pflegende orientieren sich dabei an den Wünschen des Pflegebedürftigen und versuchen keinesfalls, ihre eigenen Vorstellungen zum Maßstab zu setzen. In früheren Zeiten war es z. B. mit großem Aufwand verbunden, Wasser zu erhitzen. Deshalb gönnten sich viele Menschen nur einmal in der Woche ein Bad und wuschen sich ansonsten täglich an einer Waschschüssel, die nur wenig Wasser enthielt. Menschen mit dieser Sozialisation sollen nicht in höherem Lebensalter umerzogen werden. Es gibt ihnen vielmehr Bestätigung und Orientierung, wenn Pflegende die Gewohnheiten aufrechterhalten.

Auch Zeitpunkt, Art der Durchführung sowie die Benutzung bestimmter Utensilien bei der Körperpflege unterliegen den individuellen Gewohnheiten und den Ritualen, die sich im Laufe des Lebens entwickelt haben. Es ist eine wichtige pflegerische Aufgabe, genau diese Handlungen nachzuvollziehen und damit ein Gefühl der Sicherheit zu vermitteln.

Für viele Menschen gehören eine Frisur oder ein Make-up, ein Parfum oder ein Rasierwasser untrennbar zur eigenen Persönlichkeit. Darauf sollen auch schwer pflegebedürftige Menschen nicht verzichten müssen.

Die eingeschränkte Fähigkeit, sich selbst pflegen zu können, ist oft mit Ängsten vor Abhängigkeit verbunden. Eigentlich gehört es zum innersten Teil des Selbstverständnisses, den eigenen Körper selbstständig, gemäß den eigenen Vorstellungen und unbeobachtet versorgen zu können. Defizite in diesem Bereich können deshalb zu einer erheblichen Minderung des Selbstwertgefühls führen. Entsprechend sorgsam und zugewandt gehen Pflegende bei allen Angelegenheiten der Körperpflege vor.

Merke

Geschlechtsgleiche Pflege kann die Vorbehalte von Pflegebedürftigen reduzieren. Speziell bei Menschen, die Erfahrungen mit sexuellem Missbrauch gemacht haben, ist es sinnvoll, wenn die Ausführenden der Körperpflege demselben Geschlecht angehören wie der Pflegebedürftige. Dieses Phänomen ist **nicht** auf das weibliche Geschlecht beschränkt.

Demenztypische Aspekte

Menschen mit einer Demenz können sich oft nicht selbstständig pflegen. Diese Tendenz nimmt im Laufe der Erkrankung zu.

Es ist ihnen allerdings häufig nicht bewusst, dass sie Hilfe bei der Körperpflege benötigen. Oft empfinden sie Scham, weil sie sich beschmutzt haben oder weil eine gegengeschlechtliche Pflegekraft sie bei der Körperpflege unterstützt. In diesen Situationen reagieren die Betroffenen häufig verunsichert oder sie lassen die notwendigen Pflegemaßnahmen nicht zu. Es kann auch vorkommen, dass Demenzkranke die Situation als sexuelle Annäherung interpretieren und dann ihrerseits mit distanzlosem Verhalten reagieren. Genauso ist es möglich, dass sie die Situation (z. B. ihrer Nacktheit) als sexuellen Übergriff bewerten und sich massiv wehren bzw. die Handlungen verzagt über sich ergehen lassen.

Auch für die Pflegenden stellt die Situation eine extreme Anforderung dar. Neben ausreichend viel Zeit benötigen sie die Kenntnis der individuellen biografischen Hintergründe sowie der gewohnten Körperpflegerituale, um Eindeutigkeit in der Situation herzustellen und Sicherheit zu vermitteln.

Zusätzlich erfordert die Aufgabe von den Pflegenden Einfühlungsvermögen, Erfahrung, Gelassenheit sowie ein hohes Maß an Kreativität, um zu einer einvernehmlichen Lösung mit dem Betroffenen zu gelangen. Gelingt es den Pflegenden trotz aller Bemühungen nicht, mit dem Pflegebedürftigen eine Lösung zu finden, kann es günstiger sein, flexibel zu reagieren und keinesfalls auf die Durchführung der Pflegemaßnahmen zu bestehen.

Merke

Der Pflegebedürftige sollte während des gesamten Ablaufs der Körperpflege das Gefühl haben, dass seine Autonomie respektiert wird.

Aus diesem Grund dokumentieren Pflegende das Verhalten während der Körperpflege im Pflegebericht differenziert. Damit helfen sie, in der Folge bereits aufgetretene Schwierigkeiten zu vermeiden. Vor allem sollte die individuell auf den Pflegebedürftigen zugeschnittene Beziehungsgestaltung dokumentiert sein. Damit lässt sich auch unnötiger Zeitaufwand vermeiden.
Wie bei allen anderen Aspekten der Pflege sichert auch die ausführliche Dokumentation der Körperpflege das einheitliche Vorgehen aller Mitglieder des Teams. Die daraus entstehende Kontinuität vermittelt dem demenzkranken Menschen ein gewisses Maß an Sicherheit.

Pflegetipps

- Reaktionen des Betroffenen genau beobachten und dokumentieren.
- Routinen des Betroffenen in den Ablauf einbauen.
- Wünsche nach Autonomie respektieren.
- Abwehr ernst nehmen; pflegerische Maßnahmen keinesfalls gegen den Willen des Pflegebedürftigen durchführen; in angespannten Situationen flexibel reagieren und ruhig bleiben.
- Angehörige informieren und mit ihnen Absprachen zum individuellen Vorgehen treffen.
- Möglichst gleichgeschlechtliche Pflegende einsetzen. [7]

Merke

Falls die Durchführung einer Pflegemaßnahme unverzichtbar ist, sodass es unmöglich scheint, Rücksicht auf die Abwehr des Pflegebedürftigen zu nehmen, ist es günstig, zu zweit zu arbeiten und die Handlungen ohne Hast, aber möglichst zügig durchzuführen.

ABEDL: Sich kleiden

Im praktischen Sinne ist Kleidung eine künstliche Umhüllung großer Teile des Körpers. Damit erfüllt sie eine Schutzfunktion z. B. gegen Temperaturen, Sonnenstrahlung und Verletzungen durch Fremdkörper.
Als ein Teil menschlicher Kultur dient Kleidung jedoch weiteren Zwecken, weil sie den Träger identifizierbar macht und Aussagen über seine Persönlichkeit zulässt (Selbstbild des Menschen ▶ Kap. 1.1). Sie lässt erkennen:

- Gesellschaftlichen Status
- Finanzielle Umstände
- Selbstverständnis
- Sexuelle Identität
- Zugehörigkeit zu gesellschaftlichen Gruppen, z. B. Religionsgemeinschaften, Subkulturen
- Individuelle Wertschätzung
- Lebensstil
- Herkunft

Merke

Pflegende bedenken, dass ein Urteil, das sich nur auf die Kleidung stützt, sehr leicht in die falsche Richtung gehen kann. Kleidung kann auch Verkleidung sein.

Kleidung kann auch die sinnliche Empfindung ihres Trägers beeinflussen, da sie die Körperoberfläche direkt berührt. In diesem Sinne vermittelt sie permanent Informationen über die Körpergrenzen und unterstützt das Bewusstsein des eigenen Selbst.

Material, Passform und Farbe sorgen je nach Qualität für Wohlgefühl oder Unbehagen ihres Trägers. Die Kleidung wird aus diesen Gründen häufig auch als „soziale Haut" des Menschen bezeichnet.

Die Einschränkung oder der Verlust der Fähigkeit, sich selbstständig zu kleiden, kann sich beeinträchtigend auf das Selbstwertgefühl eines Menschen auswirken.

Demenzspezifische Aspekte

Demenzkranke Menschen sind in fortgeschrittenen Stadien der Erkrankung meist nicht fähig, sich angemessen, d. h. dem Anlass und den klimatischen Bedingungen entsprechend zu kleiden. Beispiele:

- Sie wechseln die Kleidung nicht, wenn sie verschmutzt ist.
- Sie erkennen die eigene Kleidung nicht und ziehen Kleidungsstücke an, die anderen Menschen gehören.
- Sie kleiden sich in der falschen Reihenfolge oder tragen mehrere gleichartige Kleidungsstücke übereinander.
- Sie erkennen die Funktion von Kleidungsstücken nicht und tragen sie in falscher Funktion.
- Sie sind nicht in der Lage, sich verbal mitzuteilen, wenn die Kleidung z. B. unbequem ist, kratzt oder nicht mit dem aktuellen Identitätsgefühl übereinstimmt (z. B. Jogginganzug bei einem Herrn, der immer in Hemd und Krawatte gekleidet war). Sie zeigen ihr Unbehagen dann ggf. mit wiederholtem Entkleiden.
- Kleidungsstücke oder Accessoires, die der Betroffene als unverzichtbar empfindet (Hut, Handtasche, Stock, Taschentuch), können zur inneren Ruhe beitragen. Ihr Fehlen erzeugt ggf. Unruhe und sogar Verzweiflung.

Erkenntnisstörungen und Apraxien, die für Demenzen typisch sind, können dazu führen, dass die Betroffenen beim An- und Auskleiden Anleitung benötigen.

Das Identitätsbedürfnis hat bei der Wahl der Kleidung Priorität. Die Pflegenden beziehen auch hier ihre Erkenntnisse aus der Biografie des Erkrankten ein. Damit handeln sie konfliktvermeidend, denn eine Kleidung, die dem Identitätsbedürfnis des Betroffenen Rechnung trägt, stärkt seine personelle Orientierung, vermittelt beruhigende Hinweise zur aktuellen Situation und verbessert ganz allgemein das Wohlbefinden.

Merke

Auch sinnvolle praktische Überlegungen, z. B. Bequemlichkeit, unaufwendige Verschlüsse, Robustheit der Textilien, treten hinter der Frage zurück, ob der Erkrankte sich in dem jeweiligen Kleidungsstück wohl und als er selbst fühlt.

Pflegetipps

- Es ist günstig, bereits während der ersten Gespräche zur Pflegeanamnese nach dem individuellem Kleidungsstil und den damit zusammenhängenden Gewohnheiten zu fragen und sie dann im Pflegealltag zu berücksichtigen.
- Angehörige über die erhebliche symbolhafte und identitätsstiftende Funktion der Kleidung informieren. Das Wissen um diese Tatsachen kann innerfamiliäre Konflikte vermeiden.
- Wichtige persönliche Accessoires, z. B. Schlüssel, Kette, Tasche, unbedingt in ihrer Bedeutung wahrnehmen und darauf achten, dass sie sich immer in der Reichweite des Erkrankten befinden. Die Bevorratung mehrerer Gegenstände in gleicher Ausführung verhindert dramatische Gefühlsausbrüche bei einem eventuellen Verlust.
- Kleidungswechsel nur vornehmen, wenn sie unbedingt erforderlich sind – und nicht, weil z. B. der Kleidungsstil oder die Kombination von Kleidungsstücken dem einzelnen Pflegenden nicht gefallen. Sie sind möglichst diskret vorzunehmen. Korrekturen sind zu vermeiden. [7]

ABEDL: Ausscheiden

Der Mensch nimmt Stoffe auf, verarbeitet die verwertbaren Anteile und scheidet aus, was der Körper nicht verwenden kann.

Nahrungsaufnahme, Verdauung und **Ausscheidung** sind ein rhythmisch ablaufendes, lebendiges Geschehen, das im ausgeglichenen Zustand für Wohlbefinden sorgt und im Falle einer Störung in erheblichem Maß Unwohlsein hervorruft.

Ausscheidungsorgane sind neben Blase und Darm auch die Haut und das Atmungssystem.

Menschen nehmen ohne Widerspruch hin, dass sie auf die Ausscheidung über Haut und Atmung nur geringen willentlichen Einfluss haben. Die Kontrolle über Blase und Darm jedoch sind von immenser Bedeutung und bestimmen das Selbstwertgefühl wesentlich.

Die Ursache liegt z. T. in der Erziehung, die Kindern schon relativ früh die Bedeutung der Ausscheidung vermittelt. Die Bestrebungen, das Kind zur Kontrolle seiner Schließmuskeln zu bringen, nimmt viel Zeit in Anspruch und ist nicht selten von Konflikten begleitet.

Aus tiefenpsychologischer Sicht geht es bei der Sauberkeitserziehung auch um die Gestaltung der Beziehung zur Mutter, die in den meisten Fällen die hauptsächliche Bezugsperson ist und den mächtigsten Einfluss auf ein Kind ausübt.

Im Zuge der Auseinandersetzung um den Umgang mit Ausscheidungen erleben Kinder zum ersten Mal Macht, bzw. die Neuverteilung von Kontrolle zwischen Mutter und Kind. Während das Kind Schritt für Schritt an Einfluss und Kontrolle gewinnt, übt sich die Mutter (in einem regelhaft ablaufenden Prozess) komplementär dazu im allmählichen Loslassen.

Die Erfahrungen eines Menschen aus dieser Entwicklungsphase, z. B. Erfolge und Rückschläge beim „Sauberwerden“ und die Reaktionen der Bezugsperson darauf, sind für die Entwicklung von Autonomie und Selbstwertgefühl essenziell.

Der Verlust der Kontrolle über die Ausscheidung bedeutet deshalb einen Machtverlust und erschüttert das Selbstwertgefühl des Betroffenen häufig schwer.

Merke

Ausscheidungen sind aus kultureller Tradition hierzulande eng mit Ekel verknüpft. Demenzkranke Menschen, die im Wesentlichen die gesellschaftlichen Regeln noch beachten können, aber nicht mehr kontinent sind, sehen sich deshalb aufgrund eigener körperlicher Unzulänglichkeit dem Kontakt mit Stoffen ausgesetzt, die zu verachten man sie gelehrt hat. Daraus kann ein starker Konflikt entstehen.

Da es sich bei dem Thema „Ausscheidung“ im mitteleuropäischen Kulturkreis um einen tabuisierten Bereich handelt, ist es für Menschen, die an Störungen der Ausscheidungskontrolle leiden, oft extrem schwierig, offen über ihre Probleme zu sprechen oder mit ihren Einschränkungen sozial integriert zu bleiben. Ihre Befürchtung ist häufig, dass es nicht gelingt, die Probleme so zu behandeln, dass Mitmenschen sie zuverlässig nicht bemerken.

Merke

Im späteren Verlauf einer Demenz kann es dazu kommen, dass Erkrankte sich im Umgang mit ihren Fäkalien vollständig von gesellschaftlichen Konventionen trennen. Sie begreifen dann z. B. ihren Stuhlgang als zu ihrem Körper gehörig und spielen damit. Das offenkundige taktile Vergnügen kann hygienische Probleme mit sich bringen. Deshalb achten Pflegende bei stuhlinkontinenten Menschen auf angemessene Kontinenzversorgung und rasche Säuberung nach dem Stuhlgang. Günstig ist es, Menschen die mobil sind, zu festen Zeiten (etwa täglich nach dem Frühstück) auf die Toilette zu führen.

Demenztypische Aspekte

Menschen mit Demenz verlieren im Verlauf der Erkrankung allmählich die Kontrolle über ihre Ausscheidung; sie werden schließlich harn- und stuhlinkontinent.

Zunächst bestehen die Probleme häufig darin, dass sie den Stuhl- bzw. Harndrang zwar noch bemerken, aber

- nicht angemessen verbal äußern können,
- den Weg zur Toilette nicht ohne Hilfe finden,
- ihre Kleidung nicht selbst ausziehen können
- sich nicht säubern können,
- sich schämen, nach Hilfe zu fragen,
- die Toilette nicht erkennen,
- die Anwesenheit einer anderen Person in der Toilette nicht einordnen können und irritiert sind.

In den genannten Fällen sprechen Pflegende von „funktioneller Inkontinenz". Die Betroffenen spüren den Harn- oder Stuhldrang, sie können dieses Gefühl einordnen, haben aber in anderen Bereichen so große Probleme, dass sie dem Bedürfnis nicht nachkommen können.

In dieser Phase ist es ein absolutes Zeichen für Pflegequalität, wenn die Betroffenen die Gelegenheit erhalten, ihre Ausscheidungen regulär zu erledigen. Sie benötigen in den richtigen Abständen das Angebot von Toilettengängen. Kontinenzhilfsmittel sind keine angemessene Alternative dazu, denn sie vermitteln den Erkrankten das Gefühl, keine selbstbestimmten Menschen zu sein.

Im Zusammenhang mit der pflegerischen Unterstützung der Ausscheidung treten Kollisionen mit gesellschaftlichen Tabus auf. Die Erkrankten

- wehren Pflegemaßnahmen ab, weil sie die Situation verkennen (Angst vor sexuellen Übergriffen, Schamgefühl),
- führen die Intimreinigung mit falschen Hilfsmitteln (z. B. Hände, Kleidung, Handtücher) durch,
- verstecken die beschmutzte Wäsche aus Scham,
- verwenden falsche Behältnisse (z. B. Papierkorb, Schublade, Waschbecken, Handtasche, Schuhe) zur Ausscheidung.

Die Pflegenden schätzen die daraus entstehenden Pflegeprobleme zunächst sorgfältig ein und erarbeiten danach Lösungen, die für alle Beteiligten sinnvoll sind.

In fortgeschrittenen Phasen der Demenz tritt eine vollständige Harn- und Stuhlinkontinenz auf. Die Erkrankten spüren den Stuhl- und Harndrang nicht. Auch in diesem Stadium kann es im Zusammenhang mit Pflegemaßnahmen zu zusätzlichen Problemen kommen, wenn die Betroffenen die Kontinenzhilfsmittel nicht korrekt verwenden und z. B.

- verschmutzte Einlagen als störend empfinden und entfernen,
- Blasenkatheter verkennen und herausziehen.

Pflegetipps

Beim pflegerischen Umgang mit der funktionellen Inkontinenz liegt das Augenmerk darauf, den Weg zur Toilette leicht zugänglich zu machen bzw. Steckbecken oder Toilettenstuhl in die Nähe des Erkrankten zu bringen. Folgende Maßnahmen sind z. B. hilfreich:

- Toilettentür mit eindeutig erkennbarer Kennzeichnung versehen.
- Nachts Beleuchtung auf dem Weg zur Toilette und in der Toilette selbst anschalten (▶ Kap. 3.3.1).
- Toilettenstuhl bei eingeschränkter Gehfähigkeit ans Bett stellen.
- Steckbecken bei Immobilität verwenden.
- Erkrankte in individuell ausgewählten Intervallen zur Toilette führen.
- Verhalten sorgfältig überwachen (z. B. die bei Harndrang auftretende Unruhe) und Erkrankte dann zur Toilette führen.
- Leicht zu bedienende bzw. vertraute Kleidung zur Kompensation einer beeinträchtigten Fingerfertigkeit einsetzen.
- Toilettengänge durch eine gleichgeschlechtliche Pflegekraft sicherstellen.
- Durch betont korrektes Auftreten oder das Tragen von Dienstkleidung Schamgefühle reduzieren.

Der Einsatz von Kontinenzhilfsmitteln ist sorgfältig abzuwägen. Er darf erst ab einem individuell zu bestimmenden Zeitpunkt erfolgen, weil das Einnässen von Menschen, die noch über die Kontrolle ihrer Ausscheidung verfügen, als diskriminierend erlebt wird. Die damit implizierte Verweigerung der Toilettenbenutzung kann zu regressiven Tendenzen führen. Da andererseits Ängste bestehen können, die Umgebung zu verschmutzen, setzen Pflegende z. B. Schutzbezüge für Matratzen ein und erläutern den Erkrankten die Funktion, um ihnen Sicherheit zu vermitteln.

Es ist besonders wichtig, beruhigend zu reagieren, wenn die Erkrankten Harn oder Stuhlgang nicht am dafür vorgesehenen Ort abgesetzt haben. Jede Andeutung von Vorwürfen ist zu vermeiden, da einsichtsfähige Pflegebedürftige in solchen Fällen ohnehin Schamgefühle haben. [7]

Merke

Grundsätzlich ist ein durch die Harnröhre eingelegter Blasendauerkatheter aufgrund des damit einhergehenden hohen Infektionsrisikos keine geeignete Behandlungsform für Inkontinenz. In den Ausnahmefällen, die einen künstlichen Zugang zur Blase erfordern, erörtern Pflegende mit dem behandelnden Arzt die Anlage einer suprapubischen Ableitung durch die Bauchdecke.

ABEDL: Essen und trinken

Die Nahrungsaufnahme gehört zu den frühesten Erfahrungen eines Menschen. Sie ist positiv besetzt, weil sie elementare Bedürfnisse befriedigt und unangenehme Gefühle (etwa Hunger) umgehend verschwinden lässt.

Außerdem ist Nahrungsaufnahme bei Kleinkindern immer mit schützendem Körperkontakt zu einer engen Bezugsperson verbunden.
Auch in späteren Jahren ergeben sich während der Mahlzeiten fast immer soziale Kontakte, weil sie meist in Gesellschaft eingenommen werden.
Mahlzeiten verleihen dem Tag eine feste Struktur und können – bei entsprechender Gestaltung – wie kleine Höhepunkte im Tagesablauf wirken. Rituale, z. B. Händewaschen vor dem Essensbeginn, Tischgebete oder ein gefälliges Anrichten der Speisen und des Geschirrs können diesen Charakter verstärken.
Auch die Wahl des Sitzplatzes und der Tischnachbarn sind für die positive Bedeutung der Mahlzeiten wichtig.
In der Biografie eines Menschen gehören die individuellen Erfahrungen, die er im Zusammenhang mit der Ernährung gemacht hat, zu den am stärksten prägenden Ereignissen. Sie wirken sich auf Essverhalten, Vorlieben und Gewohnheiten aus. Das Gedächtnis bewahrt Düfte und Aromen von Speisen, die dann lebenslang mit Stimmungen und Bildern z. B. aus der Kindheit verknüpft sind.
Die Art der Speisenzubereitung, die Abfolge des Essens und die Nahrungsaufnahme hängen auch von kulturellen Faktoren ab, die ein Mensch erlernt und verinnerlicht. Rituale und das Verhalten bei Tisch sind ebenfalls kulturell geprägt. So können z. B. Speisegebote, wie sie für Moslems oder Juden bestehen, das Selbstverständnis entscheidend beeinflussen. Pflegende bringen die daraus entstehenden Gewohnheiten in Erfahrung und setzen sie in der Versorgung dementer Menschen konsequent um.
Das körperliche und psychische Befinden eines Menschen hat direkte Auswirkungen auf seinen Appetit und sein Essverhalten. Wohlbefinden und Unbehagen im Zusammenhang mit dem Essen können sowohl körperliche als auch seelische Ursachen haben.
Eine wohlschmeckende, duftende Mahlzeit in angenehmer Gesellschaft kann eine angenehme, sinnliche Atmosphäre schaffen, die Freude und Zuversicht vermittelt, Trost spendet und das Wohlbefinden verbessert. Im Zusammenhang mit diesen Aspekten bedeutet Essen und Trinken viel mehr als die schlichte Zufuhr von Flüssigkeit und Nährstoffen.

Demenztypische Aspekte

Menschen mit Demenz benötigen aus unterschiedlichen Gründen Unterstützung bei der Ernährung. Oft führen die kognitiven Beeinträchtigungen in diesem Bereich zu Selbstversorgungsdefiziten, wenn die Erkrankten z. B.

- Einkauf und Zubereitung der Nahrung vergessen,
- Mahlzeiten vergessen,
- Essbesteck nicht erkennen oder dessen Benutzung nicht beherrschen,
- Nahrung nicht als solche erkennen und damit lediglich spielen,
- Nahrungsmittel ständig suchen, sammeln oder verstecken,
- Sondennahrung nicht akzeptieren,

- Nahrung und Flüssigkeit trotz bestehender Schluckbeschwerden aufnehmen,
- Schlüsselreize zur Nahrungsaufnahme benötigen.

Die sozialen Beziehungen können im Zusammenhang mit der Nahrungsaufnahme beeinträchtigt sein, z. B. wenn Erkrankte

- nicht mehr zwischen eigenem und dem Essen anderer Menschen unterscheiden und sich etwa von anderen Tellern bedienen,
- wegen des Bewegungsdrangs die Mahlzeiten nicht am Tisch sitzend einnehmen können,
- durch die Anwesenheit anderer Menschen abgelenkt sind und sich nicht auf den Vorgang des Essens konzentrieren können,
- wegen ihres Verhaltens bei Tisch (z. B. Essen mit den Fingern, mangelnde Organisation der Speisebissen im Mund, Verschütten von Speisen) abgelehnt werden. Dies kommt häufig vor und kann zu einer beeinträchtigenden existenziellen Erfahrung werden.

Probleme können ebenso bezüglich der Kommunikation auftreten, wenn der Erkrankte z. B.

- seine Bedürfnisse nicht artikuliert,
- Vorlieben für bestimmte Speisen oder deren Würzung (z. B. besonders starkes Süßen oder Salzen) nicht verbal äußern kann,
- Hunger, Durst, Appetitlosigkeit oder Übelkeit nur nonverbal oder durch Handlungen zum Ausdruck bringen kann.

In fortgeschrittenen Stadien einer Demenz erschweren körperliche Probleme die Nahrungsaufnahme, z. B. wenn der Betroffene

- den Handlungsablauf nicht ausführen kann,
- Nahrung nicht schluckt.

Pflegende bedenken insbesondere die Auswirkungen auf die Sicherheit des Erkrankten. Sie sind in der Pflegeplanung zu berücksichtigen.

ACHTUNG

Pflegende beobachten das Verhalten während des Essens sorgfältig und verschaffen sich einen Überblick, wie viel ein dementer Mensch isst. Der Kalorienbedarf kann bei Erkrankten, die motorische Unruhe zeigen, erheblich erhöht sein. Wenn Zweifel bestehen, ob die Nahrungszufuhr ausreicht, kontrollieren Pflegende das Körpergewicht täglich und informieren den Arzt, um gemeinsam eine ausreichende Nährstoffzufuhr sicherzustellen.

Pflegetipps

- Fähigkeit zum Kauen und Schlucken sorgfältig einschätzen und die Konsistenz der Speisen darauf abstimmen.
- Verhalten des Erkrankten in der Gruppe beobachten; ggf. durch Zusammenstellung anderer Tischgemeinschaften gegenseitige Ablehnungen mildern.
- Veränderungen von Appetit/Gewicht weisen unter Umständen als einzige Indikatoren auf Probleme des Betroffenen hin. Deshalb sind

beide Parameter sorgfältig zu beobachten und zu dokumentieren, um einen Eindruck vom Verlauf gewinnen zu können.

- Menschen mit starkem Bewegungsdrang profitieren erheblich, wenn sie sich zu den Mahlzeiten nicht hinsetzen müssen, sondern z. B. das Angebot von Fingerfood erhalten. Dazu können an strategisch sinnvollen Stellen Platten mit kleinteiligen Speisen aufgestellt werden, von denen sich die Erkrankten im Vorbeigehen bedienen können.
- Flüssigkeitsdefizite können zur Verstärkung der Verwirrtheit führen. Pflegende kontrollieren bei gefährdeten Pflegebedürftigen die Einfuhr fortlaufend (▶ Abb. 3.2). In Abhängigkeit von ggf. vorliegenden Erkrankungen soll die tägliche Flüssigkeitsaufnahme bei etwa 1,5 l

Trinkprotokoll

Personalien:	Datum:
Tages**mindest**trinkmenge (ml):	Tages**höchst**trinkmenge (ml):

	Uhrzeit	Angebot + Bemerkungen	Einfuhr (in ml)	Hdz.
Früh-dienst				
	Gesamtwert Frühdienst:			
Spät-dienst				
	Gesamtwert Spätdienst:			
Nacht-dienst				
	Gesamtwert Nachtdienst:			
Tageswert:				

Abb. 3.2 Einfuhrprotokoll zur Überwachung der täglichen Trinkmenge [8] [A400]

liegen. Es ist wichtig, den Erkrankten regelmäßig über den Tag Getränke anzubieten und sie ggf. beim Trinken zu unterstützen.

- Pflegende unterstützen insbesondere Menschen mit Schluckstörungen beim Essen. Um die Konzentration auf diesen Vorgang zu steigern, kann es sinnvoll sein, sie die Mahlzeit in Abwesenheit anderer Menschen einnehmen zu lassen. [7]

ABEDL: Ruhen, schlafen, sich entspannen

Schlafstörungen können für die Betroffenen qualvoll sein.
Gesunder und ruhiger Schlaf erfordert innere Entspannung und das Gefühl von Sicherheit. An diesem Punkt können Pflegende die Strukturen der Umgebung so verändern, dass ein demenzkranker Mensch sie als wohltuend wahrnimmt und in ihr alle Voraussetzungen für eine ungestörte Ruhe findet.
Die Störungen des Schlafs können als Ein- und Durchschlafstörungen auftreten und die Menge bzw. Qualität des Schlafs betreffen.
Zu den sichtbaren Zeichen von Schlafstörungen gehören:

- Schlafmangel
- Schläfrigkeit am Tag (wiederholte Nickerchen in Zeiten, die eigentlich anderen Beschäftigungen vorbehalten sind)
- Traumwandeln
- Alpträume
- Störungen des Schlaf-Wach-Rhythmus
- Schwierigkeiten einzuschlafen (ruheloses Umherwälzen im Bett)
- Mehrfaches Erwachen in der Nacht
- Extrem frühes Erwachen am Morgen
- Restless-Legs-Syndrom, also Zuckungen bzw. Missempfindungen in den Beinen, die beim Einschlafen auftreten
- Schlaf-Apnoe (Atempausen, die den Schlaf stören und im Extremfall zum Sauerstoffmangel im Gehirn führen)

Menschen, die unter Schlafstörungen leiden, fühlen sich unausgeruht. Ihr Befinden und die **Vigilanz (Wachheitsgrad)** sind beeinträchtigt. Aus diesem Grund kann es zu Gefahrensituationen kommen, z. B. durch unwillkürlich auftretenden Sekundenschlaf am Tag.
Außerdem können erhöhte Reizbarkeit, verminderter Antrieb, Hyperaktivität, emotionale Labilität und Impulsivität auftreten.
Verschiedene Umstände können die Entspannung behindern oder zu Schlafstörungen führen.

- Psychologische Faktoren: Angst, Trauer, Einsamkeit, Trennung von Bezugspersonen, Furcht vor Schlafstörungen
- Körperliche Faktoren: Schmerzen, Verdauungsbeschwerden, Erschöpfung, veränderte Körpertemperatur
- Umgebungsbedingte Faktoren: Lärm, Beleuchtung, Zimmer- bzw. Außentemperatur, unvertraute Umgebung, ungewohntes Bett

Demenztypische Aspekte

Mit steigendem Alter ändern sich die Schlafgewohnheiten. Allerdings ist es ein (hartnäckig am Leben erhaltenes) Märchen, dass ältere Menschen grundsätzlich weniger Schlafstunden benötigen. Tatsache ist, dass sich der Schlaf-wach-Rhythmus ändert. Viele ältere Menschen schlafen auch am Tag einige Zeit. In der Nacht werden sie häufiger wach, weil sie die Toilette aufsuchen müssen.

Tag- und Nachtschlaf zusammengerechnet, schlafen gesunde ältere Menschen jedoch genug, um sich wohl zu fühlen. Bei ihnen kann man – auch wenn der Nachtschlaf verkürzt ist – nicht von einer Schlafstörung sprechen.

Bei Menschen mit Demenz können Pflegende häufig einen unangemessen hohen Schlafanteil tagsüber beobachten, der dazu führt, dass sie nachts nicht zur Ruhe kommen und trotz erheblicher Erschöpfung nicht einschlafen können.

Schlafstörungen treten häufig bereits im Anfangsstadium der demenziellen Erkrankung auf, oft zu einem Zeitpunkt, an dem die Betroffenen noch in der Lage sind, tagsüber ihre kognitiven Einbußen zu kompensieren. In der Nacht jedoch, wenn als zusätzliche Belastung für das Gehirn Blutzuckerspiegel und Blutdruck sinken, kommt es nicht selten zu Verwirrtheit.

Menschen mit Demenz erleben tagsüber immer wieder Situationen des Scheiterns, in denen sie sich bloßgestellt oder ertappt fühlen und die ihnen Unbehagen oder Angst bereiten. Sie sind deshalb häufig emotional sehr gestresst.

Im fortgeschrittenen Stadium der Erkrankung können die Betroffenen ihre Aufregung und Anspannung aus eigener Kraft meist nicht mehr bewältigen und finden auch aus diesem Grund keine Ruhe. Aus diesem Prozess können ebenfalls Schlafstörungen entstehen.

Zur Bearbeitung emotionaler Schwankungen sind kognitive Fähigkeiten erforderlich, die es ermöglichen,

- sich die aktuelle Situation bewusst zu machen und zu erklären,
- Erfahrungen vom Tage angemessen einzuordnen,
- Zusammenhänge herzustellen,
- sich an getroffene Absprachen zu erinnern und diese einzuhalten.

Den Erkrankten stehen die Selbstberuhigungsstrategien nicht zur Verfügung. Außerdem können sie auch praktische Handlungen, z. B. die Betätigung eines Lichtschalters oder der Klingel, nicht ausführen, weil sich ihnen die Bedeutung der Gegenstände nicht erschließt.

Die nächtliche Dunkelheit erschwert die Orientierung und Einschränkungen der visuellen Wahrnehmung führen zusätzlich dazu, dass sie die Gegenstände in ihrer Umgebung dann nicht sicher wahrnehmen und identifizieren können. Diese Verkennung kann das Gefühl der Bedrohung verstärken.

Außerdem können körperliche Bedürfnisse, die keine angemessene Befriedigung erfahren, z. B. Hunger oder Harndrang, zu Unwohlsein und Schlafstörungen führen.

Demente Menschen bleiben nicht im Bett, wenn sie keine Ruhe finden. Sie folgen ihren Impulsen, stehen auf und versuchen, sich Erleichterung zu verschaffen. Die Betroffenen benötigen also vor allem Unterstützung bei ihren psychischen und physischen Bedürfnissen, um sich entspannen und einzuschlafen zu können.

Hierbei hilft ihnen vor allem die gelassene und zielorientierte Begleitung von Pflegenden und Angehörigen. Es sollte in solchen Momenten das Ziel sein, jeden Konflikt zu vermeiden, um die ohnehin bestehende Aufregung nicht weiter zu schüren. Es ist wichtig, sich in der Versorgung demenzkranker Menschen immer wieder vor Augen zu halten, dass die oft sehr nervenraubenden Aktivitäten sich nicht aufgrund bewusster Entschlüsse entfalten, sondern ein Ergebnis der krankheitsbedingten Einschränkungen im kognitiven und emotionalen Bereich sind. Ein erster Schritt wäre es, die Einschränkungen zu erkennen und die bestehenden Defizite durch äußere Hilfen auszugleichen.

Mögliche schlaffördernde Maßnahmen für demenzkranke Menschen sind:

- Gewohnte Schlafenszeiten, erprobte Strategien im Umgang mit bekannten Schlafstörungen des Betroffenen erfragen und übernehmen.
- Individuelle Rituale beim Abschied für die Nacht einhalten. Das können ein kurzes Gespräch, ein Gebet oder ein Lied sein, während die Pflegekraft auf der Bettkante sitzt und die Hand des Erkrankten hält. Diese Rituale sollten zuverlässig von allen Mitgliedern des Pflegedienstes eingehalten werden.
- Angstlösende und gemütliche Umgebungsgestaltung, z. B. Nachtlicht, Wärmflasche, kleine Abendmahlzeit vor dem Zubettgehen, Toilettengang, angemessene Zimmertemperatur, leise Musik, bestimmte Art, das Bett herzurichten, Schutz vor Lärmbelästigung.
- Den richtigen Zeitpunkt wählen, um schlafen zu gehen; nicht zu früh, nicht zu standardisierten Zeiten, sondern dann, wenn der Betroffene müde wirkt oder Müdigkeit äußert.
- Alle Maßnahmen, die tagsüber zur Entspannung hilfreich sind und angewendet werden, können nachts ebenfalls den gewünschten Erfolg erzielen.

Von erheblicher Bedeutung sind auch die Beziehungen des Betroffenen zu Zimmernachbarn. Die Anwesenheit eines anderen Menschen kann sowohl den Schlaf fördern als auch empfindlich stören. Deshalb wählen Pflegende die Zusammenstellung der Belegung von Mehrbettzimmern sorgfältig aus. Sie nehmen Umzüge vor, wenn sich in einem Zimmer Konflikte ergeben. Auch die Qualität der Beziehung zu den Pflegenden kann sich auf die Schlaffähigkeit auswirken. Dann ist es ggf. geraten (sofern von der Gestaltung des Dienstplans möglich), Pflegebedürftige von Pflegekräften ins Bett begleiten zu lassen, die eine besonders gute Beziehung zu ihnen aufgebaut haben.

Es kommt auch vor, dass Menschen mit Demenz übermäßig viel schlafen oder dauernd schläfrig wirken. Dieses Verhalten kann unterschiedliche Ursachen haben, die in Erfahrung zu bringen sind, damit mögliche Maßnahmen sichtbar werden. Gründe können sein:

- Reizüberflutung. Sie führt zum Rückzug oder sogar zu einer Apathie, da die Betroffenen dauernde Reize nicht filtern, verstehen und einordnen können. Die Überflutung führt zum Dauerstress.
- Mangelnde Anregung und fehlende soziale Kontakte. Die daraus entstehende Langeweile, Leere und Vereinsamung kann gleichfalls einen Rückzug verursachen. Gesteigerte Schläfrigkeit ist möglich.
- Unerwünschte Medikamentenwirkungen, zu hohe Dosierungen psychoaktiver Substanzen oder die zu späte Gabe von Schlafmedikamenten können zu vermehrter Schläfrigkeit am Tag führen.

Pflegetipps

- Nicht jedes nächtliche Erwachen erfüllt die Kriterien für eine manifeste Schlafstörung. Insbesondere mit medikamentöser Behandlung sollte man sehr vorsichtig umgehen, da Schlafmittel zwar Ruhe erzwingen, aber keinen gesunden Schlaf produzieren können. Außerdem kommt es immer wieder zu paradoxen (gegenläufigen) Wirkungen und da der Stoffwechsel älterer Menschen langsamer abläuft, sind die Halbwertzeiten der Wirkstoffe verlängert. Damit steigt das Risiko eines Medikamentenüberhangs (Hangover) am nächsten Tag.
- Pflegende bedenken, dass Schlafstörungen häufig physiologische Ursachen haben und auf Missbehagen zurückzuführen sind. Dazu zählen z. B. Hunger, Durst, Harndrang, Stuhldrang, Ausgeschlafen-Sein, Unwohlsein in einer wenig vertrauten Umgebung. Es gehört Erfahrung dazu, solche Umstände zu erkennen und durch angemessene pflegerische Maßnahmen zu beeinflussen.

Merke

Professionell Pflegende verwenden den Begriff „Schlafstörung“ sehr zurückhaltend und erst dann, wenn sie alle anderen möglichen Ursachen einer Ruhelosigkeit ausgeschlossen haben.

Weitere allgemeine Hinweise:

- Es ist wenig hilfreich, einen demenzkranken Menschen, der nachts ruhelos umherläuft, ins Bett zurückzubringen, ohne den Versuch zu unternehmen, herauszufinden, welche Umstände ihn zu diesem Verhalten bringen. Es kann durchaus sinnvoll sein, ihn zu beschäftigen, z. B. in der Gruppe der anderen Pflegebedürftigen, die gleichfalls wach sind.
- Eine unerwünschte Wirkung von Schlafmedikamenten (▸ Kap. 2.5) ist die negative Beeinflussung der kognitiven Leistungsfähigkeit und der Bewegungssicherheit. Dies kann den Pflegebedürftigen gefährden.

In diesem Zusammenhang ist die **Sturzgefahr** von besonderer Bedeutung. [7]

ABEDL: Sich beschäftigen, lernen, sich entwickeln

Mit dem Überbegriff **Beschäftigung** bezeichnet man in der Pflege allgemein Tätigkeiten, die jemand in seiner Freizeit ausübt. Sie haben vor allem das Ziel, die zur Verfügung stehende Zeit so auszufüllen, dass daraus Befriedigung und Sinn entstehen (▶ Kap. 3.2.1). Es handelt sich bei diesen Beschäftigungen nicht in erster Linie um Verpflichtungen. Eine Leistung steht meist nicht im Vordergrund (außer ggf. beim Sport). Auch ein wirtschaftlicher Nutzen ist nicht angestrebt. Stattdessen fallen unter diesen Beschäftigungsbegriff frei gewählte Tätigkeiten, die den individuellen Neigungen dienen und Spaß vermitteln. Oft ermöglichen sie einem Menschen, seine Fähigkeiten und Interessen auszuleben und sind deshalb geeignet, das Selbstwertgefühl zu stärken.

Spiel bezeichnet ebenfalls eine freiwillige Tätigkeit und ist deshalb ein Teil des Beschäftigungsbegriffs. Es dient meist keinem bewussten Zweck, sondern dem Vergnügen oder der Zerstreuung. Besonderen Wert erhält das Spiel, wenn es gemeinsam mit anderen stattfindet. Hierbei ergeben sich zahlreiche Kontakte und (abhängig von der Art des Spiels) kann es dem Training der kognitiven Fähigkeiten dienen. Gleichzeitig hat es einen sehr zwanglosen Charakter und vermittelt nicht den Eindruck eines gezielten Trainings. Das Bedürfnis zu spielen gehört zum Menschsein **(Spieltrieb).**

Lernen ist der bewusste oder unbewusste Erwerb von geistigen, sozialen und körperlichen Fähigkeiten. Es erweitert das Wissen und damit die Wahrnehmungsfähigkeit, sodass sich unter seinem Einfluss das Verhalten, Denken und Fühlen verändern.

Die Fähigkeit zu lernen hängt ganz wesentlich von intakten Sinnesorganen ab. Sie nehmen Reize aus der Umwelt auf, die den Lernprozess in Gang setzen. Voraussetzung ist auch eine gewisse Fähigkeit zur Aufmerksamkeit und Konzentration sowie die Erinnerungsfähigkeit, mit deren Hilfe gelernte Inhalte im Gedächtnis abgelegt und bei Bedarf angewendet werden können.

Das Lernen kann als gezielter und strukturierter Prozess stattfinden, wie er klassischerweise in der Schule, aber auch in der Logopädie oder Ergotherapie zur Anwendung kommt. Andererseits ist es auch möglich, spielerische Betätigung auf das Lernen auszurichten. Dabei ist vor allem im Zusammenhang mit demenzkranken Menschen darauf zu achten, dass sie Erfolg erleben und durch den Charakter der Spiele nicht unter Druck geraten bzw. mit ihren Defiziten konfrontiert werden. Spielangebote für Menschen mit Demenz sollen Freude bereiten und Erfolgserlebnisse vermitteln.

Merke

Über das Lernen ist der Mensch in der Lage, sich an eine veränderliche Umwelt anzupassen.

Der Begriff **Arbeit** unterscheidet sich von der Beschäftigung, dem Spiel und sogar vom Lernen dadurch, dass es sich um Tätigkeiten handelt, die einen Menschen materiell absichern. Zwar setzt das Arbeiten die Fähigkeit voraus, dass ein Mensch lernen und sich beschäftigen kann, doch reichen diese beiden Faktoren nicht hin, um dauerhaft einer bezahlten Beschäftigung nachzugehen. Neben einer gewissen Rücksicht auf die wirtschaftlichen Bedingungen des individuellen Lebensraums muss der Mensch in der Lage sein, eine Leistung zu erbringen, für die jemand ihm eine Entlohnung anbietet. Deshalb kommt es nicht selten dazu, dass Menschen über lange Jahre ihres Lebens einer beruflichen Tätigkeit nachgehen, die ihren eigentlichen Bedürfnissen nicht entspricht.

Arbeit dient also primär der Selbsterhaltung und ist Selbstsorge. Sie bestimmt in wesentlichen Teilen die gesellschaftliche Stellung und ist deshalb eng mit der Identität eines Menschen verknüpft.

Unter **Entwicklung** schließlich versteht man Veränderungen im Zuge der Biografie, die sich im Sinne einer Erweiterung aller menschlichen Eigenschaften vollziehen kann. Dieser Prozess beginnt zum Zeitpunkt der Zeugung und dauert das gesamte Leben über an.

Merke

Die beschriebenen Aktivitäten sind ein integraler Teil des Alltaglebens und dürfen in einer menschengemäßen Versorgung keinesfalls vernachlässigt werden, obwohl dieser Aspekt in der Pflegeversicherung keine ausdrückliche Berücksichtigung findet.

Demenztypische Aspekte

Menschen mit Demenz verlieren mit dem Fortschreiten der Erkrankung allmählich die Fähigkeit, sich sinnvoll zu beschäftigen.

Sie sind immer weniger in der Lage zu lernen, da ihnen die oben beschriebenen Fähigkeiten, die den Lernprozess ermöglichen, verloren gehen.

Sie können nur lückenhaft oder überhaupt nicht auf Erfahrungen zurückgreifen und entbehren deshalb der Basis eines Wissenserwerbs. Ihre Aufmerksamkeit und Konzentration ist sehr störanfällig und nach einer Unterbrechung sind sie kaum noch in der Lage, an die ursprüngliche Beschäftigung anzuknüpfen.

Trotzdem sind viele Menschen mit Demenz dauernd in Bewegung. Sie verlieren – zumindest in den ersten Phasen der Erkrankung – keineswegs das Bedürfnis nach Beschäftigung, verharren aber häufig in Wiederholungen von Handlungen, deren Zweck sich einem Betrachter nicht von allein erschließt.

Pflegende, die Menschen mit einer mittelgradig ausgeprägten Demenz beobachten, die sich in einer Situation ohne gezielte Begleitung befinden, bemerken häufig folgende Verhaltensmuster, die aus dem inneren Bedürfnis des Betroffenen entstehen:

- Suchendes Umherlaufen
- Verfolgen anderer Menschen
- Sortieren, Ein- oder Ausräumen von kleineren Gegenständen
- Herumtragen oder -schieben von größeren Gegenständen
- Sammeln und Verstecken von Gegenständen oder Lebensmitteln
- Betasten von Dingen in der Umgebung
- Selbststimulation durch Betasten der eigenen Haut
- Stilles Sitzen in Beobachterposition
- Andauerndes Rufen oder Schreien

Häufig wiederholen die Erkrankten dieselben Bewegungsabläufe über lange Zeit in immer derselben Form. Sie wirken während dieser Aktivitäten meist nicht entspannt und zufrieden, sondern eher getrieben. Eine Ursache kann sein, dass diese Tätigkeiten keine Erfolgserlebnisse verschaffen und die Fähigkeiten zur Selbstreflexion bereits verloren gegangen sind.

Die Handlungen erinnern mehr an eine monotone Arbeit als an Spiel. Ihr Symbolcharakter erschließt sich (wenn überhaupt) nur aus der Biografie. Dazu benötigen die Pflegenden Informationen über die Berufsausübung oder über prägende Erlebnisse, z. B. in Zeiten knapper wirtschaftlicher Mittel. Besonders die scheinbar endlosen Wiederholungen dieser Tätigkeiten können zu einer Belastung des täglichen Miteinanders werden. Auch wenn z. B. permanentes Nesteln nur schwer über einen längeren Zeitraum erträglich ist, wäre es verhängnisvoll, diese Bewegungen zu unterbinden, ohne einen adäquaten Ersatz zu schaffen. Die körperlichen Zeichen der Unruhe spiegeln letztlich eine innere Aufruhr, die ein Ventil benötigt.

Merke

Wenn ein demenzkranker Mensch ein Verhalten (aus zu rechtfertigenden Gründen) nicht zeigen soll, ist es notwendig, dass Pflegende ihm eine befriedigende – und seinen Fähigkeiten angemessene – Alternative anbieten, die auch nach seinem eigenen Empfinden das bisher gezeigte Verhalten überflüssig macht.

Pflegetipps

- Pflegende beobachten das Verhalten der Betroffenen zunächst genau. Sie suchen in der Biografie nach möglichen Ursachen, die diese Handlungen erklären könnten und suchen dann erst nach alternativen Angeboten. Diese sollten im Idealfall das weniger wünschenswerte Verhalten aufgreifen und in eine passendere Tätigkeit münden lassen.

- Menschen mit Demenz benötigen auch für einfache Beschäftigungen eine angemessene Anleitung, da sie sich zunehmend weniger allein steuern können.
- Pflegende akzeptieren die Ablehnung von Beschäftigungsangeboten, selbst wenn sie offenkundig extrem gut zu dem Erkrankten passen würden. Die Selbstbestimmung demenzkranker Menschen hat stets absoluten Vorrang.
- Pflegende, die eine Aktivität begleiten, reagieren flexibel auf die aktuellen Bedürfnisse der Betroffenen und bieten diskrete Hilfen an, statt auf einem strukturierten Programm oder angepeilten Ergebnissen zu bestehen.
- Pflegende arbeiten bezüglich der Beschäftigung demenzkranker Menschen eng mit anderen Mitgliedern des betreuenden Teams (z. B. Physiotherapeuten, Ergotherapeuten, Sozialdienst, Ehrenamtliche, Angehörige) zusammen. Sie stellen dazu die Ergebnisse ihrer Beobachtungen zur Verfügung, tauschen ihre Erfahrungen aus und erarbeiten die passenden Strategien gemeinsam.
- Alle leistungsorientierten Angebote sind für demenzkranke Menschen eher nicht geeignet, weil sie tendenziell den Stress erhöhen und zum Erlebnis von Misserfolgen führen.
- Angebote zur Beschäftigung orientieren sich an der Biografie der Betroffenen.
- Gruppenangebote gestalten sich mit fortschreitender Demenz zunehmend problematisch. Wenn die Betroffenen nicht mehr fähig sind, daran teilzunehmen, können Einzelangebote in ruhiger Umgebung sinnvoll einsetzbar sein. Beschäftigungen, die Konzentration und Aufmerksamkeit erfordern, bieten Pflegende eher am Vormittag an. Für den Nachmittag sind Bewegungsangebote besser geeignet.
- Die Pflegenden achten auf einen angemessenen zeitlichen Rahmen der Beschäftigung. Zeitintensive Angebote können Überforderung, Unkonzentriertheit und Interessensverlust fördern.
- Die Beschäftigungen sollen eine Abwechslung zwischen Anregung und Entspannung bieten (▶ Kap. 3.2.1). [7]

Merke

Die Ziele der Beschäftigung demenzkranker Menschen sind nicht auf die Zukunft gerichtet. Es ist nicht sinnvoll, Lernerfolge zu erwarten. Stattdessen richtet sie sich auf den jeweiligen Moment. Angebote sollten nicht aus Modulen zusammengesetzt sein, die aufeinander aufbauen. Es ist sinnvoll, jeden Termin voraussetzungslos zu beginnen, da die Teilnehmer die Bezüge zu bereits besprochenen Inhalten nicht herstellen können. Außerdem passen Pflegende die Beschäftigungen rechtzeitig den sich verringernden Fähigkeiten an.

ABEDL: Die eigene Sexualität leben

Die Zugehörigkeit des Menschen zum weiblichen oder männlichen Geschlecht ist grundlegend durch biologische, im weiteren Sinne jedoch auch durch soziale Faktoren bestimmt. Er erlernt das geschlechtsspezifische Rollenverhalten im Laufe der Entwicklung und integriert es als einen wesentlichen Teil in seine Identität.

Die ABEDL „Die eigene Sexualität leben“ umfasst Eigenschaften, zu denen z. B. gehören:

- Sexuelle Bedürfnisse und der Umgang mit ihnen
- Verhältnis zum anderen Geschlecht
- Geschlechtsspezifisches Erscheinungsbild, gekennzeichnet z. B. durch Frisur, Kleidung oder die Art, sich zu bewegen und zu kommunizieren
- Rollenübernahme in Familie und Beruf

Vor wenigen Jahrzehnten waren die Rollen von Frauen und Männern noch sehr viel klarer voneinander getrennt. Mädchen und Jungen wurden bewusst unterschiedlich gekleidet und erzogen, um sie zu befähigen, die geschlechtsspezifisch festgelegten Erwartungen an die Aufgaben in Familie und Beruf im Erwachsenenleben erfüllen zu können.

Benimmregeln gaben strikt vor, wie sich Männer und Frauen im Kontakt miteinander zu verhalten hatten, z. B.:

- Ein Kavalier geht voran und öffnet der Dame die Tür. Er hilft ihr in den Mantel und setzt sich erst, wenn sie Platz genommen hat.
- Eine Dame wartet im Auto, bis der Herr ihr die Tür öffnet und ihr beim Aussteigen behilflich ist.

Derzeit alte Menschen haben meist eine eher körperfeindliche Erziehung mit vielen Tabus erlebt. Nicht wenige von ihnen haben in ihrer Jugend in Kriegszeiten traumatische Erfahrungen gemacht und sexualisierte Gewalt erlebt.

Voreheliche Sexualkontakte waren bis in die 1960er-Jahre hinein verpönt und für Frauen war die Bewahrung der Jungfernschaft für die Ehe mit ihrer persönlichen Ehre als Frau verknüpft.

Die Verwendung von Verhütungsmitteln war in diesen Zeiten nicht üblich. Für Frauen war der Geschlechtsverkehr deshalb stets mit der Gefahr einer ungewollten Schwangerschaft verbunden und deshalb erheblich mit Ängsten besetzt.

Demenztypische Aspekte

Menschen mit Demenz halten besonders in stressbeladenen Situationen unwillkürlich an ihrem lebenslang eingeübten Rollenverhalten fest. Die Gewohnheiten vermitteln ihnen Orientierung. Da Sexualität (obwohl sie inzwischen alle Bereiche der Gesellschaft durchdrungen hat) immer noch mit zahlreichen Tabus belegt ist, stößt ein eindeutig sexualitätsmotiviertes Verhalten noch immer auf zahlreiche Vorbehalte – insbesondere, wenn es von Menschen in gehobenem Lebensalter ausgeht.

Die mangelnde Achtung vor der Sexualität als lebenslang bestehende Eigenschaft des Menschen zeigt sich auch in der Struktur und Architektur von stationären Pflegeeinrichtungen. So nehmen etwa Mehrbettzimmer ihren Bewohnern den letzten Rest der Privatsphäre, vor allem, weil diese meist nicht einmal darüber entscheiden dürfen, mit wem sie das letzte Zuhause ihres Lebens teilen.

Darüber hinaus sieht das Image, das die Gesellschaft von alten Menschen gebildet hat, noch immer nicht das Ausleben ihrer sexuellen Bedürfnisse vor – wie es jüngere Menschen ganz selbstverständlich beanspruchen. Häufig verschanzen sich die Träger von Pflegeeinrichtungen hinter fadenscheinigen juristischen Argumenten, nach denen ihre Fürsorgepflicht sie gewissermaßen dazu zwinge, sexuelle Handlungen betreuter Menschen zu unterbinden, weil man nicht in jedem Fall davon ausgehen könne, dass sie im Besitz ihrer Entscheidungsfähigkeit handeln würden.

Tatsächlich ist dieser Bereich menschlicher Existenz nicht einfach zu beurteilen. Die Sorgfalt, mit der Pflegende ihn behandeln sollten, entspricht aber dem Niveau, das für alle anderen Facetten aufzuwenden ist.

Künftig ist dringend geboten, die Strukturen der Pflegeeinrichtungen so zu verändern, dass die betreuten Menschen auch in diesem Bereich eine geschützte und fördernde Atmosphäre erfahren.

Pflegerische Herausforderungen, die der Sexualität und dem Rollenverständnis dementer Menschen zuzuordnen sind, umfassen z. B.:

- Schamgefühle, die mit Furcht und Abwehr einhergehen und eine angemessene Körperpflege behindern bzw. unmöglich machen
- Missverständnisse bei der Einschätzung von Situationen, z. B. wenn ein demenzkranker Mensch Pflegehandlungen als Aufforderung zu Zärtlichkeiten fehldeutet
- Störungen der Impulskontrolle und Enthemmung, die zu sexuellen Übergriffen auf Pflegende oder zu sexuellen Handlungen in der Öffentlichkeit führen
- Sehnsucht nach dem verlorenen Partner, nach Zärtlichkeit und Zuwendung, die zu extremer Anhänglichkeit oder zu distanzlosem Verhalten gegenüber Pflegenden führt
- Extremes Abwehrverhalten gegenüber Pflegenden aufgrund traumatischer biografischer Erfahrungen

Eine angemessene Begegnung wird erst möglich, wenn Pflegende die geschlechtsspezifische Identität und das damit einhergehende Rollenverhalten eines Betroffenen erkennen, respektieren und aufgreifen, und zwar auch dann, wenn es sich nicht im Einklang mit ihrer eigenen Erwartung befindet.

Merke

Reflektierte und wertschätzende Pflege setzt auch voraus, dass Pflegekräfte sich bewusst sind, welchen Rollenerwartungen sie selbst unterliegen und wie sie zu ihrer eigenen Sexualität stehen. Es ist notwendig, klare Grenzen im Umgang mit pflegebedürftigen Menschen zu ziehen.

Keine Pflegekraft muss es hinnehmen, in eindeutig sexueller Absicht berührt zu werden. In solchen Fällen ist eine umgehende Bearbeitung der problematischen Situationen durch das gesamte betreuende Team notwendig, weil Kompromisse in diesem Bereich zu Traumatisierungen führen können.

Pflegetipps

- Privatsphäre pflegebedürftiger Menschen unbedingt und konsequent beachten. Dazu gehören das Anklopfen vor dem Betreten eines Zimmers sowie das Aufstellen von Sichtschutzwänden vor Pflegehandlungen, die den Intimbereich eines Menschen betreffen.
- Die ausgeprägten Tabus in diesem Bereich menschlicher Existenz erschweren die Erhebung anamnestischer Informationen. Oft sind den Angehörigen nicht alle biografischen Hintergründe zur Sexualität bekannt oder sie scheuen sich, davon zu sprechen. Dies gilt vor allem, wenn es in dieser Hinsicht z. B. in der Partnerschaft des Betroffenen zu Problemen gekommen ist oder wenn Erfahrungen sexueller Gewalt vorliegen. Pflegende bedenken, dass sie ggf. nur über einen kleinen Teil der eigentlich nötigen Informationen verfügen und dass ein hohes Maß an Fingerspitzengefühl und Diskretion erforderlich ist, um das Vertrauen der Beteiligten zu erwerben. Es ist absolut notwendig, sich bei allen Fragen, die dieses Thema berühren, jeder moralischen Bewertung zu enthalten.
- Eine klare und eindeutige Kommunikation seitens der Pflegenden im Kontakt mit den Erkrankten, die einerseits Wertschätzung vermittelt und angemessene Nähe zulässt, andererseits durch deutliche Abgrenzung eine Orientierung ermöglicht, hilft den Betroffenen, die Situation richtig einzuordnen.
- Während der Pflegehandlungen, die den intimen Bereich des Körpers betreffen, gelten folgende Regeln:
  - Handlungen vorher ankündigen.
  - Betroffenen respektvoll ansprechen.
  - Blickkontakt aufnehmen.
  - Klare und eindeutige Berührungen anwenden.
  - Zweideutige Bemerkungen unterlassen.
- Bei übergriffigem, enthemmtem Verhalten ist neben dem Selbstschutz durch Abgrenzung wichtig, darauf zu achten, dass die Pflegebedürftigen keinesfalls bloßgestellt werden. Es ist sinnvoll, ihnen durch eindeutige Signale (z. B. Hand führen) zu vermitteln, welches Verhalten gestattet ist (etwa Küssen oder Berührungen von Gesäß und Brüsten verboten, Hand halten erlaubt).
- Bei zur Übergriffigkeit neigenden Pflegebedürftigen so konsequent wie möglich gleichgeschlechtliche Pflegende einsetzen. [7]

ABEDL: Für eine sichere und fördernde Umgebung sorgen

Das Bedürfnis nach **Sicherheit** ist tief im Menschen verwurzelt. Allerdings kleidet jeder es nach individuellen Kriterien aus und auf eine entsprechende Frage sind ganz unterschiedliche Antworten möglich. Folgende Bereiche können unter den Sicherheitsbegriff fallen:

- Materiell gesichert sein
- Gesund sein
- Keine Angst haben müssen
- Vor Verletzungen geschützt sein
- In festen sozialen Bezügen leben
- In der Familie aufgehoben sein
- In einer demokratischen Gesellschaftsordnung leben

Neben den genannten Aspekten können zahlreiche weitere Faktoren das Sicherheitsempfinden beeinflussen. Aus pflegerischer Sicht ist es sinnvoll, zwischen den technischen Sicherheitsbelangen und den sozialen Dimensionen der Sicherheit zu unterscheiden. Auf beide Bereiche können Pflegende durch ihr Handeln Einfluss nehmen.

Eine Umgebung, in der ein Individuum **Förderung** erfährt, bietet Sicherheit alle Voraussetzungen für die umfassende Selbstbestimmung und die persönliche Entwicklung.

Ein erwachsener und gesunder Mensch kann unter normalen Umständen seine Umgebung weitgehend selbst so einrichten, dass sie seinen Sicherheitsbedürfnissen genügt (▶ Kap. 3.3.1). Darüber hinaus ist es ein Ziel der Erziehung und ein Ergebnis des Reifungsprozesses, dass er auch stellvertretend für andere Menschen, die seinem Schutz anbefohlen sind, Sicherheitsrisiken erkennt und eliminiert. Dies trifft in hohem Maße auf Pflegekräfte zu, deren Aufgabe es ist, die Menschen in ihrer Obhut zu schützen.

Demenztypische Aspekte

Menschen mit Demenz können wegen der zunehmenden kognitiven Einbußen nur eingeschränkt oder überhaupt nicht für die eigene Sicherheit sorgen.

Sie sind deshalb mit dem zunehmenden Risiko konfrontiert, sich zu verletzen bzw. andere körperliche Schäden zu erleiden.

Gefahren entstehen in zahlreichen alltäglichen Situationen, die für Menschen ohne solche Einschränkungen problemlos zu bewältigen sind. Beispiele:

- Eigenständiges Verlassen der Wohnung
- Teilnahme am Straßenverkehr in bekannter oder unbekannter Umgebung
- Haushaltsführung (z. B. durch den Umgang mit Haushaltsgeräten, gefährlichen Gegenständen, Putzmitteln, Feuer, Strom, Lebensmitteln)
- Eigenständiges Therapiemanagement (z. B. Richten und Einnehmen der Arzneimittel, Einhalten von Verordnungen, Koordination der Arztbesuche)

- Eigenständige Regelung sozialer, finanzieller oder rechtlicher Angelegenheiten
- Beziehungsgestaltung zu fremden Menschen
- Umgang mit Geld und finanziellen Transaktionen
- Selbstsorge (z. B. Wahl angemessener Kleidung, Heizen der Wohnung)

Zusätzliche Gefahren entstehen durch nachlassende körperliche Fähigkeiten in fortgeschrittenen Stadien, z. B.:

- Aspirationsgefahr durch Schluckstörungen (erhöhtes Risiko, eine Lungenentzündung zu erwerben)
- Sturz- und Verletzungsgefahr durch Bewegungs- und Gangstörungen
- Infektions- und Dekubitusgefahr durch Inkontinenz und Immobilität

Pflegetipps

- Umgebung im Hinblick auf die Fähigkeiten des Erkrankten beurteilen, Gefahren erkennen, Risiken einschätzen und entsprechende Maßnahmen einleiten, z. B. Beleuchtung optimieren, Stolperfallen beseitigen.
- Gemeinsam mit allen an der Versorgung beteiligten Personen (z. B. Betroffene, Angehörige, Betreuer, Vorgesetzte, Experten) Entscheidungen bezüglich der Sicherheit fällen.
- Eigene Ängste reflektieren, damit sie das Handeln nicht einseitig bestimmen und nicht zum unbewussten Motor allen Handelns werden.
- Sachlichkeit macht eine abgestufte Reaktion möglich nach dem Motto: so wenig Einschränkung wie möglich, so viel Sicherung wie nötig.
- Notfallplan erstellen, in dem das vereinbarte Vorgehen im schlimmsten möglichen Fall dargestellt ist und der für die Beteiligten verbindlich ist.
- Zunehmende kognitive Einschränkungen der Pflegebedürftigen bei der Planung der Maßnahmen berücksichtigen.
- Realistische Ziele bewahren vor unrealistischen Erwartungen, unangemessenen Maßnahmen und Schuldgefühlen. Keine Einrichtung kann absolute Sicherheit garantieren. Sie darf insofern auch kein festgeschriebenes Pflegeziel sein.
- Konsultation anderer Einrichtungen des Gesundheitswesens (z. B. spezialisierte stationäre Einrichtungen, Krankenhäuser), wenn die zur Verfügung stehenden Mittel zur Bewahrung der Sicherheit des Betroffenen nicht ausreichen. [7]

3.1.2 Personenzentrierte Pflege nach Kitwood

Der englische Psychologe **Thomas Marris Kitwood** erkannte den Einfluss, den die erkrankungsbezogene Haltung der Bezugspersonen auf das Wohlbefinden eines demenziell veränderten Menschen nimmt. Er entwickelte daraus in den 1980er-Jahren das **Konzept der personenzentrierten Pflege.** Darin stellt er die akzeptierende Grundhaltung in den Mittelpunkt der Bestrebungen bei der Versorgung von Menschen mit Demenz. Er weist nach, dass Respekt und Vertrauen die Existenz stärken, Verweigerung dieser Formen der Anerkennung aber zur Aushöhlung des Selbstbewusstseins und am Ende einer unnötigen Verschlechterung des Krankheitsverlaufs führen (▶ Abb. 3.3).

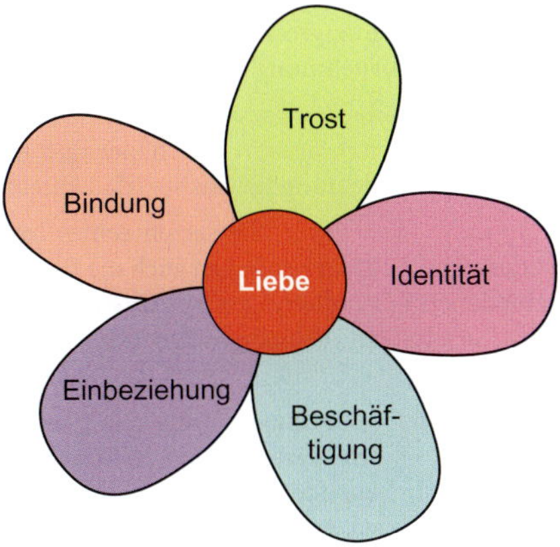

Abb. 3.3 Die wichtigsten emotionalen Bedürfnisse von Menschen mit Demenz (nach Kitwood) [L143]

Außerdem entwickelte Kitwood das **Dementia Care Mapping** (DCM), ein Verfahren, mit dem sich das Verhalten und Befinden von Menschen mit Demenz sowie die Qualität ihrer Beziehungen und der Betreuung darstellen lassen. Die wesentliche Aussage lautet: Das Wohlergehen von Menschen mit Demenz ist ein Hauptkriterium für Pflegequalität.
Diese Erhebung (Mapping) führen geschulte Experten nach einem standardisierten Schema mittels Beobachtungen durch und dokumentieren dabei das Verhalten der Erkrankten in regelmäßigen Abständen sowie die Reaktionen der betreuenden Personen. Dieses Instrument ist für den Einsatz in der professionell organisierten Pflege gedacht. Die Ergebnisse verschaffen dem betreuenden Team ein genaues Bild von den Beziehungen der handelnden Personen und können alternative Wege des Zugangs zu Demenzkranken weisen.

Zugänge zur Demenz

Kitwood setzt vollständig auf die Haltung, die eine Bezugsperson dem Erkrankten gegenüber einnimmt. Um in diesem Zusammenhang zugewandt sein zu können, benötigt der (gesunde) betreuende Mensch einen Eindruck vom Charakter der Erkrankung. Er muss sich dabei sozusagen Umstände erfahrbar machen, die außerhalb seiner eigentlichen sensorischen Reichweite liegen. Auf dem Wege der Empathie – des wohlverstandenen Mitfühlens – kann es trotz der natürlichen Distanz zum Erleben eines Demenzkranken gelingen, ein relativ scharfes Bild davon zu erhalten. Kitwood schlägt sieben Möglichkeiten vor, von denen er selbst sagt, dass sie keineswegs den

Anspruch auf Vollständigkeit erheben. Seine Ideen machen jedoch deutlich, wie dieser schwierige Prozess zu gestalten sein könnte:

Berichte von Menschen, die an Demenz erkrankt, aber noch in der Lage sind, ihre Krankheitserlebnisse schriftlich zu formulieren In solchen Berichten, von denen es inzwischen einige in Buchform gibt, spielen vor allem Ängste eine große Rolle, die sich auf drohende Verluste beziehen sowie die Wahrnehmung der Veränderung eigener Bedürfnisse.

Interviews und Aussagen während verschiedener Arten der Gruppenarbeit mit Demenzkranken Auch hier sind Ängste vor dem Verschwinden der eigenen Bedeutung für das soziale Umfeld häufig zu hören.

Gespräche im Alltag Sie setzen echtes Interesse und Aufmerksamkeit voraus. Die Zuhörer benötigen auch die Fähigkeit, die Botschaft hinter verschiedenen Formulierungen zu erfassen, weil sie oft nicht im wörtlichen Sinn, sondern in metaphorischer oder symbolhafter Verpackung daherkommen.

Beobachtung von Alltagshandlungen demenzkranker Menschen Auch hierbei ist es erforderlich, die versteckten Botschaften hinter zunächst unverständlichem oder gar abstoßendem Verhalten zu entdecken. Zumeist richten sich auch Aggressionen nicht gegen denjenigen, der sie aufgrund seiner zufälligen Anwesenheit erleiden muss, sondern sind Ausdruck des Kampfes, den der Demente im Zuge seiner Verluste führt.

Befragung von Menschen, die eine Erkrankung mit demenztypischen Symptomen überstanden haben (z. B. Meningitis, Depression) Sie berichten von der Qual, etwas tun zu wollen, es aber nicht zu können. Darunter leidet die Selbstachtung extrem.

Die eigene poetische Vorstellungskraft aktivieren Indem Menschen die gewohnte präzise Sprache verlassen und sich den möglichen Assoziationen hingeben, können sie ein Wahrnehmungsfenster öffnen, das die Entfremdung erlebbar macht, die ein dementer Mensch empfindet (siehe Merke-Kasten).

Merke

Du hast mich verletzt,
Du hast mich tief verletzt,
weil Du fortgehen wirst.
John Killick

Rollenspiel Dabei können gesunde Menschen die Rolle eines Menschen mit Demenz annehmen. Kitwood beschreibt, dass bei einer ernsthaften Auseinandersetzung mit der Rolle dem Spielenden demenzähnliche Erfahrungen aus seiner eigenen Biografie zuwachsen, die eine Reihe von Ängsten und anderen starken Gefühlen nachvollziehbar macht. [9]

Positive Interaktion

Eine geglückte Beziehung zu einem demenzkranken Menschen basiert auf einer warmen und im besten Sinne zugeneigten Kommunikation, die Kitwood als **positive Interaktion** bezeichnet. Die leichte Nachvollziehbarkeit und die überraschenden Erkenntnisse, die daraus entstehen können, unterstreichen die praktische Bedeutung dieses Vorgehens. Die Liste ist erweiterbar, bildet aber eine repräsentative Darstellung von Kommunikationstechniken, die auch in anderen pflegerischen Konzepten zu finden sind.

Anerkennen Beschreibt die Wertschätzung, die sich z. B. durch persönliche Begrüßung und aufmerksamen Zuhören vermitteln. Es ist auch möglich, Anerkennung durch nonverbale Signale zu übermitteln.

Verhandeln Darin zeigt sich die Überzeugung, dass die Wünsche und Bedürfnisse demenzkranker Menschen als der vorrangige Maßstab für die Gestaltung der Versorgung zu gelten haben. Der Versuch, einen Menschen an ein Schema anzupassen, dass seinen Bedürfnissen nicht entspricht, vermittelt Missachtung. Verhandeln aber, das auf der Ebene des Erkrankten spielt und ihm eine gestaltende Position einräumt, lässt auch hochgradig pflegeabhängige Menschen spüren, dass sie Macht über sich und die Verhältnisse besitzen.

Zusammenarbeiten Akzeptiert auch Menschen mit eingeschränkten Handlungsoptionen als einen gleichgestellten Partner in assistierten Situationen. Auch in Alltagssituationen, etwa dem Gang zur Toilette, ist es möglich, dem Erkrankten das nötige Maß Mitbestimmung zu ermöglichen. Darüber hinaus bedeutet dieser Begriff ganz wörtlich zu nehmende Kooperation, wenn etwa betreute Menschen Aufgaben z. B. in der Küche oder anderen Teilen des Haushalts übernehmen.

Spielen Ermöglicht Freiräume, weil es nicht auf ein unmittelbares Ziel gerichtet ist und gerade in seiner Zwanglosigkeit Vergnügen bereitet und Erfolge möglich macht.

Timalation (Kunstwort aus griech. *timao:* in Ehren halten und Stimulation; ist auf verschiedene Wahrnehmungskanälen des Körpers gerichtet). Hierbei spielt intellektuelle Verständigung keine Rolle, sondern die Erzeugung von Sicherheitsgefühl und Vergnügen. Sie kommt vor allem in fortgeschrittenen Phasen der Erkrankung zum Einsatz.

Feiern Verwischt die Distanz zwischen betreuten und betreuenden Menschen, weil ein vergnügliches Fest für alle Beteiligten die Möglichkeit bietet, Freude in Gemeinschaft zu erleben.

Entspannen Dafür benötigen demenzkranke Menschen oft die Anwesenheit einer Bezugsperson, um die sozialen Bedürfnisse zu befriedigen. Das Einkehren von Ruhe ist nach Kitwood die Kommunikationsform mit den niedrigsten Schwellen.

Validation (▶ Kap. 3.1.4) Umfasst verschiedene Methoden, einen Menschen in seiner subjektiven Wirklichkeit anzunehmen und zu würdigen.

Halten Schafft einen Raum, in dem sich ein zutiefst verunsicherter Mensch geborgen fühlen kann. Ist nicht unbedingt gleichzusetzen mit einer körperlichen Berührung, die ihrerseits durchaus Sicherheit vermittelt, sondern bezieht sich auch auf das Angebot einer Schutzzone, in der ein Mensch auch seine existenziellsten Konflikte offenbaren kann, ohne Angst haben zu müssen, verstoßen zu werden.

Erleichtern Hat einerseits die Bedeutung, einen Menschen so zu unterstützen, dass er Handlungen vornehmen kann, die eigentlich außerhalb seiner Fähigkeiten liegen. Andererseits geht es darum, selbst zaghafte Signale aufzunehmen und dem Betroffenen zu helfen, sie schrittweise umzusetzen. Dabei geben die kommunikativ eingeschränkten Menschen die Geschwindigkeit vor.

Schöpferisch sein Kann alle kreativen Formen des Ausdrucks umfassen, z. B. Singen, Malen, Modellieren.

Geben Ist aus der Sicht des betreuten Menschen zu verstehen und eröffnet diesem die Möglichkeit, sich helfend einzubringen oder Zuneigung, Dankbarkeit oder Besorgnis gegenüber einem betreuenden Menschen zum Ausdruck zu bringen. Verlangt ebenfalls hohe Wertschätzung als Beweis für die Gegenseitigkeit in der Beziehung. [9]

Personales Wohlbefinden

Die genannten Strategien der positiven Interaktion haben das gemeinsame Ziel, das personale Wohlbefinden der betreuten Menschen zu sichern. Es besteht nach Kitwood aus vier wesentlichen Gefühlen, nämlich

- wertvoll und für andere Menschen wichtig zu sein,
- etwas bewirken zu können und Kontrolle zu haben,
- mit anderen Menschen in Kontakt treten zu können und etwas geben zu können,
- Vertrauen in das Leben und Sicherheit zu spüren.

In diesen Gefühlen drückt sich das elementare Bedürfnis des Menschen nach „Person-Sein" aus. Wer diese Gefühle erlebt, kann sich als Person erfahren. Das Wohlbefinden eines Menschen hängt in erheblichem Maß davon ab, ob dieses Bedürfnis von den Mitmenschen erfüllt wird. Menschen mit Demenz sind nicht in der Lage, gezielt Kontakte mit anderen herbeizuführen und so zu gestalten, dass diese das Gefühl des eigenen „Personseins" stärken. [7]

Bösartige Sozialpsychologie

Mit dem Begriff der **bösartigen Sozialpsychologie** grenzt Tom Kitwood die positive Interaktion von Kommunikationsformen ab, die geeignet sind, Menschen tiefer in ihre Defizite zu treiben.

Auch hier bewegt der Psychologe sich sehr nah an der Praxis. Mit den Kategorien ist keineswegs ein absichtlich böswilliges Verhalten beschrieben, das darauf berechnet wäre, Menschen Schaden zuzufügen. Vielmehr handelt es sich um unreflektierte Traditionen, die Menschen als Erbteil aus der mitteleuropäischen Kultur übernommen haben. In der Konsequenz stigmatisiert dieses Verhalten jedoch Menschen mit Demenz, weil es die Unfähigkeit spiegelt, sich über die gewohnten Denkschemata zu erheben und eine wahrhaft förderliche Haltung zu den erkrankten Menschen einzunehmen.

Merke

Die Aufzählung der Formen, in denen bösartige Sozialpsychologie augenfällig wird, soll Pflegende anregen, sich über die Wirkungen ihrer Handlungen klar zu werden und gewissermaßen aus ihrer eigenen Sicht auf die Dinge herauszutreten, um zu erfahren, wie Handlungsmuster, die unter gesunden Menschen gang und gäbe (wenn auch nicht nützlich) sind, auf Erkrankte wirken, die nicht über die gängigen Möglichkeiten des Selbstschutzes verfügen.

Kitwood verwendet sehr plastische Begriffe, die moralisch eindeutig zuzuordnen sind, beschreibt damit aber Situationen, die den alltäglichen Erfahrungen der meisten Menschen entsprechen:

Betrug Pflegebedürftigen mithilfe von Täuschungsmanövern ablenken, manipulieren und zur Mitwirkung bewegen.

Zur Machtlosigkeit verurteilen Pflegebedürftiger erhält keine Möglichkeit, seine (wenn vielleicht auch reduzierten) Fähigkeiten einzusetzen. Die naturgemäß viel schneller agierende Pflegekraft, die meist auch unter Zeitdruck steht, erledigt die Handlung allein. Das Angebot einer kompensatorischen Hilfe, die sich darauf beschränkt, nur einzugreifen, wo der Pflegebedürftige tatsächlich Hilfe benötigt, erfolgt nicht.

Infantilisieren Behandlung eines Menschen mit Demenz im Sinne einer väterlichen oder mütterlichen Autorität.

Einschüchtern Erzwingung eines Zugeständnisses durch Argumente, denen der Erkrankte nichts entgegensetzen kann. Im Extremfall geht die Einschüchterung mit körperlicher Gewalt einher, die in verschiedenen Graden zur Anwendung kommen kann. Bereits das Festhalten eines Menschen kann als Gewaltanwendung gelten.

Stigmatisieren Verhaltensmuster, das dem Erkrankten seine Einschränkungen immer wieder zu Bewusstsein bringt und ihn ggf. auch in der Anwesenheit anderer Menschen seiner Schutzmechanismen entblößt.

Überholen Demonstrative Zurschaustellung des höheren gedanklichen oder verbalen Tempos, das ein gesunder Mensch im Vergleich zu einem Demenzkranken vorlegen kann. Damit gerät der Betroffene in die als frustrierend empfundene Situation, dem Fluss der Informationen nicht folgen zu können und aus dem Prozess ausgeschlossen zu sein.

Ignorieren Häufige Form der Gewalt in der Pflege, bei der betreuende Menschen den Betroffenen nicht beachten.

Unterbrechen Rigide Störung von Handlungen oder Kommunikationsprozessen, die den demenzkranken Menschen mit seiner Unterlegenheit konfrontiert. [7]

Ziele des Konzepts

Personenzentrierte Pflege zielt darauf ab, das Bedürfnis des pflegebedürftigen Menschen zu befriedigen, eine Person sein zu dürfen und als solche in vollem Umfang geschätzt zu sein. Pflegende erreichen dies vor allem durch das kontinuierliche Bemühen um eine therapeutische Grundhaltung, die sich mit den eigenen Ängsten vor Demenz auseinandersetzt. So können Pflegende wahrnehmen, dass die tief im Inneren verborgenen Befürchtungen Abwehrmechanismen befördern, die sich gegen die Betroffenen wenden.

Sensibilität gegenüber den weitgehend unbewusst ablaufenden Prozessen hilft, das unter bösartige Sozialpsychologie genannte Verhalten abzubauen.

Die personenzentrierte unterstützende Haltung der Pflegenden drückt sich im Kontakt mit den Betroffenen in gezielt angewendeten, positiven Interaktionsformen aus, über die reflektierte Pflegende in jeder Situation verfügen. Sie berücksichtigen die besondere psychische Verletzlichkeit von Menschen mit Demenz sowie deren ausgeprägtes Verlangen nach Trost, Bindung, Einbezogen-Sein, Beschäftigung, Identität und Liebe. [7]

3.1.3 Psychobiografisches Pflegemodell nach Böhm

Das psychobiografische Modell des österreichischen Pflegeforschers **Erwin Böhm** ist kein klassisches Pflegemodell, da es nicht auf Erkenntnissen beruht, die aus wissenschaftlich anerkannten und nachweisbaren Forschungsmethoden gewonnen wurden, sondern auf jahrzehntelangem Erfahrungswissen des Begründers, und sich also aus der Praxis entwickelt hat.

Erwin Böhm betont, dass sein Modell sich kontinuierlich entwickelt. Er sieht darin eine Parallele zu den fortlaufenden Anpassungsprozessen zwischen den Menschen und den Umständen, in die sie hineingeboren werden (▶ Kap. 1.1).

Der Fokus des Modells ist auf die Pflege der erkrankten Seele gerichtet. Es fordert, verhaltensauffällige Menschen mit Demenz zunächst verstehen zu lernen und dann dieses erworbene Verständnis in die praktische Pflege einzuarbeiten.

Im Mittelpunkt steht der Erhalt bzw. die Förderung von sozialen Kompetenzen, Autonomie, Selbstwertgefühl und Eigenständigkeit.

Merke

Das Ziel ist die Reaktivierung der Seele alter Menschen, damit sie die Freude am Leben zurückgewinnen.

Das Modell deutet das (herausfordernde) Verhalten der demenzkranken Menschen nicht aus Sicht der Krankheitsbilder, sondern vor dem Hintergrund der individuellen Biografien. Alle bedeutsamen Erfahrungen, die ein Mensch in seinen ersten zwei bis drei Lebensjahrzehnten gemacht hat, prägen ihn und bestimmen sein Verhalten und seine Gefühlswelt (**Thymopsyche**) mit zunehmendem Alter und in Belastungssituationen.

Nach Böhm erhalten Menschen mit fortgeschrittener Demenz eine **reaktivierende Pflege**. Dazu erheben Pflegende zunächst die **thymopsychische Biografie,** mit deren Hilfe sie die prägenden Faktoren aus dem Leben des Betroffenen sammeln und aufzeichnen. Dazu gehören:

- Zeitgeist
- Persönliche Erinnerungen
- Anekdoten
- Persönliche Redewendungen
- Dialekt
- Individuelle Sicht auf das Leben
- Persönliches Normalitätsprinzip (z. B. vertraute Strukturen wie Wohnort, Beruf, Gesellschaftsschicht)
- Persönliche Problembewältigungsstrategien

Die Interpretation der thymopsychischen Biografie ermöglicht Pflegenden, dem Erkrankten anregende Impulse zu geben, indem sie an vertraute Abläufe und gewohnte Handlungen anknüpfen.

Böhm ist der Ansicht, dass sich der pflegerische Zugang zu den Erkrankten der fortschreitenden Veränderungen im Laufe der Demenz anpassen muss, damit ein kontinuierlicher Kontakt erhalten bleibt und es möglich ist, die Seele zu reaktivieren. Dazu beschreibt er sieben Interaktions- oder Erreichbarkeitsstufen.

Diese gestuften Kommunikationsstrategien können als Leitlinien für die Interaktion dienen. Dazu dürfen sie allerdings nicht schematisch verwendet werden. Die Pflegenden benutzen die Kategorien eher im Sinne eines Instrumentariums, aus dem sie je nach dem aktuellen Befinden des Erkrankten die geeignete Form wählen. So kann es z. B. sein, dass ein demenzkranker Mensch im Laufe eines einzigen Tages auf sehr unterschiedlichen Wegen anzusprechen ist, weil seine Zugänglichkeit erheblich schwankt.

Pflegende reagieren sensibel auf diese Veränderungen, die innerhalb von Minuten eintreten können. Gelingt es ihnen nicht, auf der zunächst gewählten Erreichbarkeitsstufe einen Kontakt herzustellen, wechseln sie ansatzlos zu der nächsten Stufe.

Die Erreichbarkeitsstufen sind im Folgenden skizziert. Sie sind so geordnet, dass Stufe 1 die meisten Ressourcen beim Erkrankten voraussetzt und Stufe 7 auf die schwersten Einschränkungen ausgerichtet ist. [7]

Erreichbarkeitsstufe 1: Sozialisation

Auf dieser Stufe befinden sich Erkrankte, wenn sie kognitiv ausgerichtete Gespräche führen können, sie entspricht der Erwachsenen-Stufe.
Sozialisation ist in der Kindheit zunächst durch Eltern, Familie und die unmittelbare Umgebung bestimmt. Später treten Kindergarten, Schule und Freunde als prägende Instanzen hinzu und im Erwachsenenalter wird die berufliche Sozialisation wichtig.
Voraussetzung für eine gelingende Verständigung mit demenzkranken Menschen ist die Kenntnis der von ihnen gelebten Normen und Verhaltensmuster, die auch von regionalen und zeittypischen Faktoren bestimmt sind.

Erreichbarkeitsstufe 2: Mutterwitz

Mutterwitz bezeichnet das offene direkte Reden, bei dem die Gesprächspartner „kein Blatt vor den Mund nehmen". Laut Böhm gelingt es auf dieser Stufe, mit humorvollen Redewendungen oder durch das Sprechen eines vertrauten Dialekts einen guten Kontakt zu den Betroffenen herzustellen.

Erreichbarkeitsstufe 3: Seelische, soziale Grundbedürfnisse

Auf dieser Stufe findet sich der Betroffene im Alltag häufiger in Situationen, die ihn irritieren, sein Selbstwertgefühl beeinträchtigen, ängstigen oder bedrücken. Die reaktivierende Pflege setzt hier ein und zielt vor allem auf die Befriedigung von seelischen und sozialen Grundbedürfnissen, z. B. akzeptiert sein, erfolgreich sein, dazugehören, Beachtung erfahren. Eine geistige oder körperliche Überforderung durch die Pflegenden würde die Regression (Zurückfallen in weniger entwickelte Verhaltensmuster/ Erreichbarkeitsstufe) fördern.

Erreichbarkeitsstufe 4: Prägungen

Der Erkrankte ist nicht mehr sicher in der Lage, komplexe Aufgaben zu überblicken, z. B. eigenständige Regelung finanzieller Angelegenheiten, Nahrungszubereitung oder Einkäufe (▶ Kap. 3.1.1).
Auf der Stufe der Prägungen dominieren die fest verankerten, in der Kindheit erlernten Rituale und Eigenarten, die durch Wiederholungen gekennzeichnet sind. Sie geben dem Erkrankten das Gefühl von Sicherheit, da er seine Umgebung aufgrund von Gedächtniseinbußen und Konzentrationsschwächen zunehmend als unverständlich und deshalb beängstigend erlebt.

Erreichbarkeitsstufe 5: Höhere Antriebe

Der Betroffene hat auf dieser Stufe häufig Probleme mit einfacheren Tätigkeiten und kann z. B. eigenständig keine angemessene Kleidung wählen oder sorgfältige Körperpflege betreiben. Seine Fähigkeit, vorausschauend zu denken, ist deutlich beeinträchtigt. Er erlebt häufiges Versagen und die Irritation der Menschen in seiner Umgebung.

In dieser Erreichbarkeitsstufe bestimmen die Wünsche, Träume, physischen und psychischen Grundbedürfnisse (Hunger, Durst, Sexualität, Schlaf, Rang, Macht) das Verhalten des Betroffenen maßgeblich.
Pflegende richten die Kommunikation darauf aus. Sie wählen einfache Worte, beschränken sich auf die personenbezogenen Themen und appellieren nicht an die Rationalität.

Erreichbarkeitsstufe 6: Intuition

Der Erkrankte zeigt schwere kognitive Defizite. Er unterhält keine Anbindung zu aktuellen Ereignissen außerhalb seines direkten Erlebens, kann sich an Absprachen nicht erinnern, sich nicht mehr eigenständig baden oder kleiden. Als körperliches Zeichen setzt Inkontinenz ein.
Am Geschehen in seiner Umgebung nimmt der Betroffene zunehmend intuitiv teil und reagiert gefühlsmäßig auf unmittelbar stattfindende Situationen. Poetisches Denken, religiös gefärbte und magische Motive aus der frühen Kindheit können die Wahrnehmung und die Gefühle stark beeinflussen. Pflegende verwenden Symbole und Rituale zur Kommunikation (z. B. Hausaltar, Rosenkranz, Gebete, Lieder, Glücksbringer). Ein sinnvoller Kontakt ist auch über die Emotionen möglich.

3

Erreichbarkeitsstufe 7: Urkommunikation

Der Kontakt zum Betroffenen erfolgt ausschließlich nonverbal über die Stimme sowie Geräusche, Gerüche, Mimik, Gestik und Berührungen (▶ Kap. 3.1.5). Diese Signale sollen den Erkrankten anregen, beruhigen und ihm deutlich machen, dass er nicht allein ist.
Der Körperkontakt zwischen Pflegenden und Betroffenen ist ein äußerst wichtiger Baustein der gezielten und verlässlichen nonverbalen Kommunikationsstrategie. Hierbei hat vor allem die Körperpflege eine hervorragende Bedeutung, doch auch in den dazwischen liegenden Zeiten vermitteln Pflegende den Erkrankten durch Berührungen ihre Anwesenheit und menschliche Nähe. [7]

3.1.4 Validation

Definition

Validation (lat. für Gültigkeitserklärung): Kommunikationstechnik, die den Zugang zum Erleben dementer Menschen ermöglicht.

Die **Validation** wurde von der amerikanischen Gerontologin **Naomi Feil** entwickelt. Der Begriff bezeichnet eine grundsätzliche Haltung im Umgang mit Demenzkranken.

Merke

Validierend arbeitende Pflegende versuchen nicht, den verwirrten Menschen an die Realität anzubinden. Sie signalisieren Verständnis für dessen Sorgen und Gedankengänge und vermitteln so das Gefühl, angenommen und wertgeschätzt zu sein.

In der Validation verbinden sich therapeutische Ansätze aus der Tiefenpsychologie, der Gesprächs-, Gestalt- und Familientherapie sowie dem **Neurolinguistischen Programmieren** (NLP) praxisnah zu einem wertschätzenden, lösungsorientierten Umgang mit demenzkranken alten Menschen.

Naomi Feil benutzt für die validierende Kommunikation das Bild vom „in den Schuhen des anderen gehen". Das heißt, der Gesprächspartner eines dementen Menschen greift den emotionalen Gehalt einer Aussage auf und validiert ihn (erklärt ihn für gültig), ohne die Aussagen zu analysieren, zu bewerten oder zu korrigieren.

Demenzkranke Menschen müssen nicht „verbessert" und die Symptome nicht behoben werden. Vielmehr kommt es darauf an, sie in ihrer aktuellen Gefühlswelt und bei den Lösungsversuchen wertschätzend zu begleiten.

Ziele der Validation sind:

- Wiederherstellung des Selbstwertgefühls
- Reduktion von Stress
- Rechtfertigung des gelebten Lebens
- Lösung der unausgetragenen Konflikte aus der Vergangenheit
- Reduktion des Einsatzes chemischer (Medikamente) und physikalischer Zwangsmittel
- Verbesserung der verbalen und nonverbalen Kommunikation
- Verhinderung des Rückzugs in das Vegetieren
- Verbesserung des Gehvermögens und des körperlichen Wohlbefindens

Theoretische Hintergründe des Konzepts

Die Validation nach Naomi Feil hat eine ihrer Grundlagen in der Theorie der Lebensstadien und -aufgaben des amerikanischen Psychologen **Erik Erikson.** Hiernach gliedert sich das menschliche Leben in acht Zeitphasen, in denen jeweils spezifische Aufgaben zu bewältigen sind. Gelingt dies nicht oder – was meistens der Fall ist – nicht vollständig, so taucht die unvollendete Aufgabe im späteren Leben ein zweites und evtl. ein drittes Mal auf und kann dann gewissermaßen „nachgeholt" werden.

Naomi Feil fügt den Phasen Eriksons eine weitere hinzu, die des hohen Alters (ca. > 80 Jahre). Im hohen Alter häufen sich körperliche und soziale Verluste (z. B. Nachlassen von Seh- und Hörvermögen, Einschränkung des Kurzzeitgedächtnisses, Tod des Partners). Die Kontrolle des Menschen über sich selbst lässt nach.

Demenzkranke Menschen durchlaufen nach Feil vier Aufarbeitungsphasen des Lebens, denen sie jeweils einige der Validationstechniken als besonders angemessen und hilfreich zuordnet:

- Stadium der mangelhaften oder unglücklichen Orientierung
- Stadium der Zeitverwirrtheit
- Stadium der sich wiederholenden Bewegungen
- Stadium des Vegetierens und Vor-sich-hin-Dämmerns

Bei der Aufarbeitung der Vergangenheit spielen Symbole eine extrem wichtige Rolle. Der sehr alte, zunehmend desorientierte Mensch benutzt Symbole, um Gefühle und Bedürfnisse aus der Vergangenheit auszudrücken. Naomi Feil bezeichnet diese Symbole deshalb als „Fahrkarten in die Vergangenheit". Symbole können Personen, Gegenstände oder ein Verhalten sein (▶ Kap. 3.1.1).

Merke

Die deutsche Psychogerontologin **Nicole Richard** hat das Konzept der Validation zur **Integrativen Validation**® weiterentwickelt. Diese Methode vermeidet Fragen und konzentriert sich darauf, die Äußerungen der Erkrankten aufzunehmen und mithilfe einer leicht verständlichen Sprache zu spiegeln. Auf diese Weise erfahren die Erkrankten sich selbst als kompetente und ernst genommene Persönlichkeiten. Sie bestimmen die Richtung und die Form der Kommunikation. Bei dem schrittweise eintretenden Verlust des sprachlichen Ausdrucks erhalten die nonverbalen Anteile der zwischenmenschlichen Begegnung eine zunehmende Bedeutung. Informationen zu dem Konzept und entsprechenden Schulungen sind unter www.integrative-validation.de zu finden.

Zielgruppe

Nach Erfahrungen Naomi Feils profitieren sehr alte, desorientierte Menschen am meisten von Validation. Sie kann auch bei jüngeren Menschen mit einer (Alzheimer-)Demenz angewandt werden und zeigt über einen gewissen Zeitraum zahlreiche positive Effekte.

Techniken

Die Validation wendet sich ganz individuell an den dementen Menschen. Es haben sich aus der Erfahrung aber Techniken herauskristallisiert, die sich in bestimmten Stadien als meistens erfolgreich erwiesen haben.

Die Anwendung von Validation ist nicht auf eine bestimmte Berufsgruppe begrenzt. Neben unmittelbaren Bezugspersonen (Pflegenden und Angehörigen) können alle, die mit dem alten Menschen Kontakt haben, die Strategie umsetzen.

Anwendung bei mangelhaft oder unglücklich orientierten Menschen

Mangelhaft oder unglücklich orientierte Menschen sind weitgehend orientiert. In ihrer Orientierung sind diese Menschen aber unglücklich, da sie die im hohen Alter zwangsläufig auftretenden Verluste nicht akzeptieren, sich Gefühle nicht eingestehen und wichtige Lebensaufgaben nicht vollendet haben.

Die kognitiven Fähigkeiten sind weitgehend erhalten. Allenfalls treten gelegentliche Lücken im Kurzzeitgedächtnis auf, die den Betroffenen bewusst sind und zu Scham, Verleugnung und Konfabulationen (objektiv falschen Aussagen) führen.

Die Betroffenen äußern die verleugneten Gefühle und Konflikte oft symbolhaft. Häufig beschuldigen sie andere, beschweren sich fortlaufend oder bilden einen starken Sammeltrieb aus.

Folgende Techniken eignen sich im Kontakt mit dieser Gruppe (auch in Kombination):

Zentrieren Bezeichnet die Konzentration des Anwenders auf seine eigene Atmung, um sich von den eigenen Gefühlen zu distanzieren und für die Gefühle des Gegenübers zu öffnen. Es ist der erste Schritt jeder Validation.

Verwendung eindeutiger Wörter Demenzkranke Menschen interessieren sich nicht für das „Warum" ihrer Gefühle und ihres Verhaltens. Entsprechende Fragen können zum Rückzug des Betroffenen führen. Günstig sind Fragen nach Tatsachen in sachlichen Formulierungen („Wer klopft ständig gegen die Wand?", „Was haben Sie gesehen?", „Wo hat er gestanden?", „Wann ist das passiert?", „Wie sieht die Frau aus, die da kommt?"). Dies vermittelt am ehesten das Gefühl von Respekt und Ernst-Genommen-Werden und erhält die Kommunikation.

Umformulieren/Wiederholen Der Validationsanwender wiederholt mit eigenen Worten, was der Gesprächspartner gesagt hat und vermittelt dabei ehrliches Mitgefühl.

Ansprechen des bevorzugten Sinnesorgans Die meisten Menschen bevorzugen einen Sinn, etwa Sehen, Hören, Riechen oder Fühlen. Dies lässt sich aus der Wortwahl in seinen Gesprächsbeiträgen ableiten. Erzählt z. B. ein visuell orientierter Mensch von einem Spaziergang über eine Blumenwiese, spricht er am ehesten von dem „farbigen Blumenmeer", ein auditiv orientierter Mensch erinnert sich vielleicht an das „Rauschen der Blätter im Wind" und ein geruchsbetonter (olfaktorisch ausgerichteter) Mensch erzählt etwas über die duftenden Blumen. Ein korrekt reagierender Validationsanwender verwendet daraufhin vermehrt Schlüsselwörter, die dem bevorzugten Sinnesorgan zuzuordnen sind.

Polarität – Fragen nach dem Extrem Diese Fragen, z. B. „Wo war es am schlimmsten?" sollen den Gesprächspartner motivieren, seine Gefühle stärker auszudrücken, weil dies Erleichterung verschafft.

Sich das Gegenteil vorstellen Beschwert sich ein Demenzkranker z. B. immer wieder über die Qualität des Essens, fragt der Validationsanwender, ob es Zeiten gegeben habe, in denen das Essen besser war. Dies kann evtl. zu Lösungsansätzen führen, die auf der Basis biografischer Erfahrungen stehen.

Erinnern Dient sowohl dem Vertrauensaufbau als auch dem Aufdecken früherer Lösungsstrategien des Erkrankten. Erinnerungen lassen sich am ehesten durch Fragen mit „nie" und „immer" provozieren („War das schon immer so?").
Gefühle und Berührungen sind dem mangelhaft oder unglücklich orientierten Menschen in aller Regel unangenehm. Deshalb hält der Validationsanwender einen Abstand von ca. 50 cm ein und beschränkt Berührungen auf das gesellschaftlich bei Fremden übliche Maß (also z. B. Händeschütteln zum Abschied).

Anwendung bei Menschen im Stadium der Zeitverwirrtheit

Zweite Phase der Aufarbeitung ist nach Naomi Feil das Stadium der Zeitverwirrtheit.
Zeitverwirrte Menschen leben in der Vergangenheit, sie können z. B. die Uhrzeit nicht einordnen und verwechseln Personen der Gegenwart mit solchen aus der Vergangenheit. Kommunikationsfähigkeit, Kontrolle, Sprache und sprachnahe Leistungen lassen deutlich nach, die Betroffenen können sich nicht an soziale Konventionen halten und streben eine sofortige Befriedigung ihrer Bedürfnisse an.
Gefühle spielen bei Menschen im Stadium der Zeitverwirrtheit eine wichtige Rolle, sie kehren auch diesbezüglich oft zur Vergangenheit zurück.
Neben den oben genannten Techniken sind folgende besonders hilfreich:

Mehrdeutigkeit Häufig kommt es vor, dass Außenstehende die Wortschöpfungen des Erkrankten nicht verstehen und daher Probleme haben, zu antworten. Hier ist es sinnvoll, Fürwörter (er, sie, es, jemand) an Stelle der nicht verstandenen Worte zu benutzen, und damit eine eindeutige Zuordnung zu vermeiden.

Berührung Zeitverwirrte Menschen reagieren oft positiv auf Berührung. Zusammen mit Augenkontakt und einer einfühlsamen, liebevollen Stimme weckt sie angenehme Erinnerungen. Bemerkt der Validationsanwender jedoch, dass der Betroffene Berührung nicht mag, respektiert er dies.

Anpassen an die Gefühlslage Der Validationsanwender beobachtet unter anderem Haltung, Mimik, Augen und Bewegungen und passt sich dem daraus abgeleiteten Stimmungsbild an.

Verbindung Verhalten – Bedürfnis Feil geht davon aus, dass sich das auffällige Verhalten demenzkranker Menschen in Beziehung setzen lässt zu drei Bedürfnissen: dem nach Liebe, dem, nützlich zu sein und dem, eigene Gefühle auszudrücken. Sie äußern sich oft in einem Verhalten, das dem orientierten, in der Gegenwart lebenden Außenstehenden zunächst sinnlos scheint, sich aber häufig durch die Kenntnis der Biografie erschließt.

Musik Zeitverwirrte Menschen können trotz Nachlassens der übrigen sprachlichen Fähigkeiten oft noch singen. Das gemeinsame Singen traditioneller und bekannter Lieder ist eine Möglichkeit, Kommunikation aufrechtzuerhalten.

Anwendung bei Menschen im Stadium der sich wiederholenden Bewegungen

Im Stadium der sich wiederholenden Bewegungen haben die sprachlichen Fähigkeiten so weit nachgelassen, dass der Betroffene nur noch einzelne oder sogar unverständliche Worte spricht. Mittel zum Gefühlsausdruck, aber auch zur Eigenstimulation, sind nunmehr vor allem Klänge, Laute und Bewegungen aus der Vergangenheit, die der Erkrankte evtl. über Stunden und bis zur Selbstschädigung wiederholt.

In diesem Stadium gelten im Wesentlichen die Grundsätze der Validation bei zeitverwirrten Menschen. Verbale Techniken sind geeignet, solange der Betroffene noch spricht. Entsprechend seinem Zustand nehmen aber Berührungen einen noch größeren Raum ein. Sinnvoll ist es, Gegenstände zur Verfügung zu stellen, die einen Bezug zum früheren Leben herstellen und mit denen der Erkrankte „arbeiten“ kann.

Eine weitere Technik ist das **Spiegeln,** bei dem Pflegende die Bewegungen einschließlich z. B. seiner Mimik und Atmung wiederholen, um sich besser in den alten Menschen hinein versetzen zu können.

Anwendung bei Menschen im Stadium des Vegetierens

Im Stadium des Vegetierens liegen die alten Menschen typischerweise fast regungslos mit geschlossenen Augen im Bett, sie werden häufig über eine Sonde ernährt und es ist von außen nicht erkennbar, was sie noch wahrnehmen und empfinden. Validation in diesem Stadium setzt vor allem Berührungen und von früher bekannte Musik ein (▶ Kap. 3.1.5).

Gruppenvalidation

Gruppenvalidation eignet sich für zeitverwirrte Menschen und solche, die sich im Stadium der wiederholenden Bewegungen befinden. Bei den regelmäßigen Treffen laufen die Aktivitäten (z. B. Singen, Gespräch, Bewegung) in immer gleicher Reihenfolge, eingebettet in ein Begrüßungs- und Abschiedsritual ab. Der Validationsanwender weist möglichst jedem Teilnehmer eine feste Rolle zu, die zu seinem früheren Leben passt. Gruppenvalidation schafft ein Gemeinschaftsgefühl und regt die Betroffenen zur Kommunikation an. [1]

LESE- UND SURFTIPP

Informationen zur Ausbildung in Validation stellt die European Validation Association auf ihrer Website in deutscher Sprache vor: www.validation-eva.com

Praktische Tipps für Pflegende

Die umfangreiche Anwendung validativer Techniken setzt eine Fortbildung voraus. Das bedeutet jedoch nicht, dass Pflegende oder Angehörige ohne diese Schulung von dem Nutzen der Validation abgeschnitten wären. Wenn es ihnen gelingt, die wichtigsten (oben beschriebenen) Prinzipien zu akzeptieren und ihre Haltung gegenüber dem erkrankten Menschen entsprechend zu ändern, können sie viele Konflikte umgehen und die Basis für eine gelingende Versorgung legen. In der Folge sind einige praktische Tipps beschrieben, in denen es vor allem darum geht, die geltenden gesellschaftlichen Regeln durch solche zu ersetzen, die den speziellen Anforderungen einer demenziellen Erkrankung angemessener sind.

Rückkehr in die Vergangenheit akzeptieren

Da der Mensch ein Ergebnis seiner Lebenserfahrungen ist, nimmt es nicht wunder, dass Menschen, die sich in der Gegenwart nicht heimisch fühlen, weil sie die Zusammenhänge der Gegenwart nicht ordnen können, es vorziehen, in die Vergangenheit abzutauchen. Dies bietet ihnen den Vorteil, sich nicht mit veränderlichen Gegebenheiten auseinandersetzen zu müssen. Die Erinnerung bezieht sich auf Fakten, die keinem Wechsel unterliegen. Diese Flucht in einen geschützten Raum hat jedoch nicht nur positive Aspekte. Die meisten Menschen tragen ungelöste Konflikte mit sich herum, die sie bei intakten kognitiven Fähigkeiten ausblenden können. Da im Zuge einer Demenz auch solche Schutzfilter löchrig werden, kommen nicht selten auch ungelöste Probleme an die Oberfläche, die teilweise schon sehr lange zurückliegen. Existenzielle Erfahrungen, z. B. Ablehnung durch die Eltern oder sexueller Missbrauch, können zu bestimmenden Motiven für das Handeln des Betroffenen werden.

In solchen Fällen zeigt sich oft ein Verhalten, das auch selbstschädigenden Charakter haben kann, dessen Charakteristikum im Kontakt mit anderen Menschen aber zunächst seine Unverständlichkeit ist. In solchen Momenten prallen zwei Welten aufeinander: Der demente Mensch lebt in der Vergangenheit und empfindet die lang zurückliegenden Gefühle so, als wenn sie ihm im Moment widerfahren würden. Sein Gegenüber bewegt sich in der Gegenwart und beurteilt alles, was er sieht, im Hinblick auf die aktuellen Umstände.

In diesem Zusammenhang heißt „Rückkehr in die Vergangenheit akzeptieren“ das rückhaltlose Verständnis für die vollständig anderen Kategorien, an denen sich ein dementer Mensch orientiert. Diese Leistung kann nur die Bezugsperson des Erkrankten leisten, weil sie im Gegensatz zu ihm über Handlungs- und Denkalternativen verfügt.

Eigene Wahrnehmung relativieren

Ein dementer Mensch sagt, er sehe im dunklen Zimmer einen großen Mann mit schwarzem Mantel und Hut, der ein Messer in der Hand halte. Dass dieser Sinneseindruck nicht mit der Realität übereinstimmt, lässt sich für einen Pflegenden leicht verifizieren. Wichtig ist, zu verstehen, dass es dem dementen Menschen keinen Vorteil bringt, wenn ihm ein anderer sagt, es handle sich um eine Trugwahrnehmung.

Pflegende sollen begreifen, dass es nicht darum geht, ob eine Wahrnehmung objektiv zutrifft oder nicht. Die Realität, auf die es sich zu konzentrieren gilt, ist die Angst des Betroffenen. Sie ist offenkundig und für den Pflegenden deutlich sichtbar.

Eigene Perspektive ändern

Die zwanghaft anmutenden Verhaltensmuster, die viele demente Menschen zeigen, stellen für Pflegende und andere betreuende Menschen einen hohen Stressfaktor dar. Es ist schwer auszuhalten, wenn man jemandem zusehen muss, wie er stundenlang dieselben Bewegungen wiederholt oder jemandem zuzuhören, der ununterbrochen nach seiner Mutter ruft bzw. in kurzen Abständen immer die gleichen Fragen stellt.

Pflegende sollten sich in solchen Situationen vor Augen halten, dass demente Menschen aus ihrer eigenen Sicht nicht sinnlos handeln. Es gibt immer einen Grund für bestimmte Handlungen und es ist für die Beziehungsarbeit sinnvoll, diesen Grund zu erkennen. Völlig kontraproduktiv wäre es hingegen, das zwanghafte Verhalten zu unterbinden, weil man damit dem unter Druck stehenden dementen Menschen das Ventil nehmen würde, das er selbst gewählt hat. Die innere Unruhe würde steigen und sich einen anderen Ausgang suchen.

Wahrhaftig reagieren

Menschen mit Einschränkungen ihrer kognitiven Leistungsfähigkeit besitzen oft ein sehr genaues Gespür für nonverbale Schwingungen. Sie erkennen präzise, ob ein Gesprächspartner sich z. B. tatsächlich für sie interessiert oder ob er nur antwortet, weil es seinen eigenen Vorstellungen des gesellschaftlichen Umgangs entspricht und er damit in Wahrheit Gleichgültigkeit zu verbergen sucht (▶ Kap. 3.1.6).

Gelingende Pflegebeziehung basiert vor allem im Umgang mit demenzkranken Menschen auf einem wahrhaftigen Interesse, das sich sehr deutlich in der Übereinstimmung von verbalen und nonverbalen Anteilen der Kommunikation ablesen lässt. Ohne ein wohlverstandenes Mitgefühl, das in keinem Fall als Mitleiden missverstanden werden darf, ist eine zielorientierte Pflege nicht möglich.

Vertrauen ermöglichen

Vertrauen ist etwas, zu dem man einen anderen Menschen nicht überreden kann. Es ist lediglich möglich, die Voraussetzungen zu schaffen, die es dem anderen ermöglichen, Vertrauen zu fassen. Dazu ist eine zugewandte Haltung einzunehmen, die dem Gegenüber Chancen bietet. Ein weiteres Stichwort in diesem Zusammenhang ist die Verlässlichkeit. Entstehen im Laufe der Zeit fortlaufende Enttäuschungen, schwindet das Vertrauen. Also gilt es, gegebene Zusagen einzuhalten und die Atmosphäre des Willkommen-Heißens zu schaffen. Bildlich ausgedrückt: Pflegende warten mit geöffneten Armen. Der Schritt zum Vertrauen kommt dann vom Erkrankten.

Lebensbilanz unterstützen

Menschen stehen in höherem Alter der Aufgabe gegenüber, ein Resümee ihres Lebens zu ziehen und sich der Sinnhaftigkeit ihrer Existenz bewusst zu werden, indem sie eine Bilanz ziehen. Das Ergebnis dieser Bilanz ist im idealen Fall positiv. Das heißt, der Betroffene gelangt zu dem Schluss, dass sein Leben mit den vielfältigen Erfahrungen am Ende gut war.

Nicht selten ist demenzkranken Menschen dieser Schritt versagt, weil sie ungelöste Probleme identifizieren und keine Möglichkeit sehen, sie zu lösen. Gründe dafür können z.B. sein, dass die an dem Problem beteiligten Personen bereits verstorben sind. In diesem Fall ist der Betroffene darauf angewiesen, in sich selbst eine Lösung zu entwickeln. Das kann gelingen, erfordert jedoch viel Kraft.

Pflegende können diese inneren Kämpfe begleiten, indem sie sich als wahrhaftige Gesprächspartner anbieten. Sie sollen nicht in den Fehler verfallen, von außen Lösungen vorzuschlagen. Mit solchen Voreiligkeiten kann ein Betroffener nichts anfangen. Besser ist es, die Empfindungen zu spiegeln, denn durch die Möglichkeit, sich jemandem anzuvertrauen, kann Entlastung entstehen.

Entscheidungen akzeptieren

Auch Menschen mit Demenz haben das selbstverständliche Recht, eigene Entscheidungen zu fällen. Aus der Tatsache kognitiver Einschränkungen zu schließen, es sei rechtens, die Betroffenen zu bevormunden, ist die falsche pflegerische Haltung. Eine Grenze kann sich im Grunde nur dann ergeben, wenn eine Entscheidung zu einer Eigen- oder Fremdgefährdung in erheblichem Maß führt. Selbst in solchen Fällen wägen Pflegende sehr sorgfältig ab und überlegen genau, wie sie die Pflegebedürftigen davon überzeugen können, von ihrer Entscheidung Abstand zu nehmen.

3

Verschiedene Sinneskanäle ansprechen

Menschen nehmen Wirklichkeit auf verschiedenen Wegen wahr. Es lassen sich Wahrnehmungstypen nach den Kategorien auditiv (Hören), visuell (Sehen) und taktil (Berührungen) unterscheiden (▶ Kap. 3.1.5). Sie entsprechen im Wesentlichen auch den verschiedenen Lerntypen.
Bei zunehmendem Verlust der verbalen Fähigkeiten erhalten die anderen Sinne eine noch größere Bedeutung. Validierend arbeitende Pflegende berücksichtigen diese Wahrnehmungstypen und beziehen sich in der Kommunikation auf den Sinneskanal, dem der demente Mensch am engsten verbunden ist.

Anerkennung vermitteln

Diese Forderung bezieht sich nicht nur auf aktuelle Leistungen eines dementen Menschen, der z. B. ein Bild gemalt oder in der Küche Kartoffeln geschält hat.
Wie bereits ausgeführt, wenden sich die Erkrankten häufig sehr stark der Vergangenheit zu – und genießen Anerkennung, die ihnen für vergangene Umstände gezollt wird. So ist es selbstverständlich, einen Akademiker mit seinem Titel anzusprechen. In symbolhafterem Sinne können Gegenstände, die aus der Vergangenheit stammen, ein wichtiger Teil des Selbstverständnisses sein, z. B. ein Schrank, ein Schmuckstück oder auch ganz unscheinbare Dinge. Pflegende zollen diesen Gegenständen Respekt und formulieren ihn in den Gesprächen mit den dementen Menschen. Auch wenn dieser die einzelnen Worte bereits nach Minuten vergessen hat, bleibt ihm das Gefühl, respektiert zu sein.

Sterben begleiten

Im Alter tritt der Tod als natürlicher Abschluss des Lebens näher an den Menschen heran. Sterbebegleitung ist eine der diffizilsten Aufgaben für Pflegende. Der warmherzige und angemessene Umgang mit sterbenden Menschen setzt voraus, sich mit der eigenen Endlichkeit auseinandergesetzt zu haben. Für Angehörige besteht das größte Problem häufig darin, dass sie sich nicht überwinden können, ihr Familienmitglied gehen zu lassen. Der Wunsch, den Lebenspartner oder das Elternteil behalten zu können, ist verständlich. Andererseits macht es Sterbenden den Abschied schwer, wenn sie die Empfindung haben, dass sich die Bezugspersonen dagegen sträuben. Eine akzeptierende Haltung zum Tod zu entwickeln ist ein langwieriger Prozess, der jedoch wichtig ist, um existenzielle Konflikte zu vermeiden.

Symbole erkennen

Kognitiv und verbal eingeschränkte Menschen senden oft Informationen, indem sie sich mit bestimmten Gegenständen in ihrer Umgebung intensiv befassen. Nach Auffassung von Naomi Feil fällt die Wahl keineswegs zufällig auf den jeweils bevorzugten Gegenstand. In einer langen Reihe von Beobachtungen hat sie herausgefunden, dass bestimmte Dinge für die

meisten Menschen dieselbe Bedeutung tragen, wobei der Zusammenhang zwischen Bedeutung und Eigenschaften des Gegenstandes nicht immer leicht nachvollziehbar ist.
Das Bewusstsein für solche möglichen Erklärungen kann Pflegende zu einem tieferen Verständnis des Verhaltens der Pflegebedürftigen führen und neue Zugänge eröffnen (▶ Tab. 3.3).

Tab. 3.3 Gegenstände, Orte und Handlungen mit Symbolcharakter. Naomi Feil konstatierte, dass diese Bedeutungen für die meisten Menschen gleichermaßen zutreffen, also universal sind.

Gegenstand/Ort	Bedeutung
Schmuckstück, Kleidung	Wert, Identität
Hand	Baby
Tuch	Wichtige Dokumente, Backteig, Kinderkleider
Offener Raum	Heimischer Flur, Himmel, Hoffnung
Schnalzendes Geräusch	Sicherheit, Genuss
Wiegende Bewegung	Mutter, Sicherheit, Genuss
Großer Sessel	Penis, Mann, Ehemann, Sex
Tiefe Stimme	Mann
Messer, Gabel	Wut
Socke, Schuh	Kind, ein Kind anziehen, Sexualorgan
Anzuziehendes Kleidungsstück	Geschlechtsverkehr, Freiheit, Sexualorgan
Pflegeabteilung	Nachbarschaft
Gang, Flur	Straße in der Nachbarschaft
Rollstuhl	Auto, Fahrrad, Fahrzeug

Selbstbefriedigung akzeptieren

Da die Sexualität eines der wichtigsten Bedürfnisse des Menschen ist (wenn nicht das wichtigste überhaupt), kann es nicht wundern, dass sie eine wesentliche Rolle im Rahmen demenzieller Erkrankungen spielt.
Leider bestehen gesellschaftlich zementierte Tabus, die auch in den Bezugspersonen demenzkranker Menschen als Erwartungen und Wertvorstellungen zum Ausdruck kommen. Wie bereits ausgeführt (▶ Kap. 3.1.1), leidet das Pflegesystem hierzulande an einer erheblichen Lustfeindlichkeit, die alle Bereiche betrifft und sogar in der Architektur (z. B. Mehrbettzimmer) zu finden ist.

Demenzkranken Menschen, die ohne Partner leben, bleibt fast immer nur die Selbstbefriedigung zum Ausleben ihrer sexuellen Bedürfnisse. Sie vermittelt neben dem Vergnügen auch eine Möglichkeit, den eigenen Körper zu erfahren. Pflegende tun gut daran, sich vor Augen zu halten, dass die sexuellen Bedürfnisse immer ein Teil des Menschen bleiben und dass sie nicht an bestimmte Altersgruppen gebunden sind. Daraus ergeben sich zwei Forderungen:

- Intimsphäre unbedingt wahren, z. B. vor dem Betreten eines Zimmers stets anklopfen.
- Demenzkranken Menschen vor Schaden bewahren. Da die Betroffenen in einigen Phasen der Erkrankung zu unmittelbarer Bedürfnisbefriedigung drängen, scheuen sie sich gelegentlich nicht, in der Öffentlichkeit zu masturbieren. Daraus können Probleme entstehen und es ist geboten, den Betroffenen in einer solchen Situation ggf. möglichst schnell in einen unbeobachteten Raum zu bringen, bis er sein Bedürfnis abreagiert hat. Die Handlung zu unterbinden, zeigt meist keine erstrebenswerten Resultate. [10]

3.1.5 Basale Stimulation®

Definition

Basale Stimulation®: Handlungskonzept zur Förderung und Aktivierung schwer beeinträchtigter Menschen mit Bewegungs-, Kommunikations- und Wahrnehmungsveränderungen.

Im Zuge der Basalen Stimulation® machen Pflegende z. B. dementen Menschen einfache, aber grundlegende Angebote zur Anregung. Sie entwickeln diese Angebote in der Interaktion mit dem Pflegebedürftigen und helfen ihm auf diese Weise, seinen Körper und seine Umwelt zu erfahren.
Das Konzept wurde von dem deutschen Sonderpädagogen **Andreas Fröhlich** zur Früh- und Wahrnehmungsförderung von behinderten Kindern und Jugendlichen entwickelt. Anfang der 1980er-Jahre übertrugen Andreas Fröhlich und die Krankenschwester **Christel Bienstein** das Konzept auf die Pflege. Dabei erzielten sie erstaunliche Erfolge.
Es handelt sich in erster Linie um eine Kommunikationsform, die einer Sicht vom Menschen entspringt, bei der es nicht hauptsächlich um die Anwendung variantenreicher stimulierender pflegerischer Techniken geht, sondern das den Pflegebedürftigen mit seinen Bedürfnissen und Entwicklungen in den Mittelpunkt der pflegerischen Aktivität rückt.

Basale Stimulation® als Kommunikation

Der pflegerische Ansatz in der Basalen Stimulation® entspricht einer Kommunikationsform, an der Pflegebedürftige und Pflegende als gleichberechtigte Partner beteiligt sind (▶ Kap. 3.1.1). Sie ermöglicht den Austausch mit

schwer veränderten Menschen, indem die Pflegekraft genau beobachtet und die Signale des Betroffenen wahrnimmt und beantwortet.
Sie reagiert z. B. auf ein Zucken am Arm durch eine deutliche Berührung in diesem Bereich; sie berücksichtigt schmerzverzerrte Mimik während einer Umlagerung, indem sie innehält und dann andere Bewegungen durchführt.
Der Betroffene erfährt auf diese Weise, dass er wahrgenommen ist. Er erlebt seine Wirksamkeit und Selbstbestimmung in einer Beziehung. Er kann Vertrauen fassen.
Dieses Vertrauen ist ein zentrales Kriterium für eine gute, basal stimulierende Pflege. Zugleich fließen individuelle Wünsche, Bedürfnisse und Ideen des Erkrankten in den Pflegeprozess ein.

Merke

Basale Stimulation® wurde als pädagogisch-pflegerisches Konzept zur Förderung, Pflege und Begleitung gestaltet. Es beruht auf der Annahme, dass jeder Mensch wahrnimmt, erlebt und sich entwickelt.

Es ist Aufgabe der Pflegenden, die Potenziale erkrankter Menschen innerhalb einer vertrauenswürdigen Beziehung wahrzunehmen und zu fördern (▶ Kap. 3.1.1). Sie offerieren einfache und bekannte Angebote, um ihn in seiner Aktivitätsbereitschaft zu fördern. Die Annäherung an die Lebenswirklichkeit des Menschen und die Reflexion der Interaktion mit ihm stellen hierbei die zentralen Ziele dar.

Kommunikation mit nicht reagierenden Menschen

Die Kommunikation mit Menschen, die sich in der letzten Phase einer Demenz befinden und nicht oder nur sehr reduziert reagieren, ist schwierig, da die Pflegenden kaum eine Rückmeldung darüber erhalten, welche Reize diese Menschen hören, verstehen, wahrnehmen oder fühlen. Dennoch ist es wichtig, dass die Pflegenden mit ihnen sprechen und sie über jede bevorstehende Pflegehandlung informieren.
Eine Grundannahme in diesem pflegetherapeutischen Konzept ist, dass der betroffene Mensch nicht komplett ohne Bewusstsein lebt.

Merke

Jeder Mensch verfügt über ein Bewusstsein und ist erlebnis- und damit kommunikationsfähig.

Die Annahme, dass auch scheinbar nicht reagierende Menschen durchaus rezeptionsfähig sind, hat sich inzwischen bestätigt.

Reflexion pflegerischer Handlungen

Eine **Reflexion** ist bei der basal stimulierenden Pflege wegen ihres kommunikativen Charakters und den überwiegend nonverbalen Aspekten besonders wichtig. Anhand folgender Fragen können Pflegende ihr Handeln bewusst überdenken:

- Welche pflegerischen Ziele wurden erreicht?
- Inwieweit wirkte das Verhalten der Pflegekraft auf den Pflegeempfänger vertrauenswürdig?
- Inwieweit wurde die Selbstbestimmung des Erkrankten gefördert?
- Auf welche Weise wurde der Betroffene in seinen Fähigkeiten und in seiner Entwicklung unterstützt?
- Haben die gemachten Angebote einen Bezug zu der Lebenserfahrung des Pflegebedürftigen?

Bereicherung des Alltags

Die Basale Stimulation® gibt schwer beeinträchtigen Menschen eine Strukturierungshilfe in Bezug auf den eigenen Körper und zur Umwelt. Hierbei bedienen sich die Pflegenden der elementaren Wahrnehmungsmöglichkeiten des Menschen, die zumindest in Spuren auch dann noch erhalten sind, wenn kaum mehr offensichtliche Zeichen von Bewusstsein vorliegen. Besondere Bedeutung gewinnt die Schaffung eines Kontrastes von Wahrnehmbarem, Bedeutungsvollem und weniger Wichtigem.
Dies erfolgt durch Berührungen, aber auch durch Gerüche, Stimmen oder Klänge.
Basale Stimulation® gibt vielen Pflegetätigkeiten einen neuen Sinn. Die Pflegenden gestalten Alltag und Umfeld der Pflegebedürftigen und wollen im Sinne der psychosomatischen Einheit auch seine Seele erreichen. Sie geben Signale, die aktivieren oder einfach nur Sicherheit spenden.

Merke

Eine Bereicherung durch die basal stimulierende Pflege kann nur durch den Abschied von festgefahrenen oder ausschließlich hygieneorientierten Prinzipien erreicht werden. Intuition, Kreativität, Geduld und die Bereitschaft zur engen Zusammenarbeit mit den Angehörigen sind neben der Akzeptanz des Pflegebedürftigen Voraussetzungen für diesen Ansatz.
Die einzelnen Angebote und Reaktionen auf die Basale Stimulation® halten die Pflegenden fortlaufend in der Pflegedokumentation fest.

Anwendungsmöglichkeiten

Die basal stimulierende Pflege eignet sich besonders gut zur Anwendung bei Menschen, die Störungen in ihrer Wahrnehmung, Kommunikation und Bewegung aufweisen. Dies sind z. B. Menschen, die

- bewusstseinsgestört sind,
- Schlafstörungen haben,

- im Sterben liegen,
- Atemwegserkrankungen haben,
- immobil sind,
- desorientiert oder dement sind,
- Lähmungen haben.

Bei dementen Menschen, die gleichzeitig an anderen Erkrankungen leiden können, die zu den aufgezählten Aspekten führen, ist die Anwendung dieses Konzepts gleich mehrfach wirksam.

Zentrale Ziele

Die zentralen Ziele beschreiben Aktivitäten aus dem Leben der Pflegebedürftigen, nicht aber pflegerische Handlungen und Aktivitäten aus dem Berufsleben der Pflegenden. Im Sinne des Konzepts sind Pflegebedürftige nicht als Objekte der Pflege zu betrachten, sondern als eigenaktive Subjekte, die zum aktuellen Zeitpunkt der Pflege bedürfen.
Es ist ein Perspektivwechsel nötig: Pflegende versetzen sich in die Situation der Erkrankten und entwickeln aus dieser Position in Zusammenarbeit mit dem Pflegebedürftigen die Pflege.

Merke

Der pflegebedürftige Mensch ist der Akteur seiner eigenen Entwicklung und die Pflegenden unterstützen ihn in seinen Bestrebungen.

Die zentralen Ziele der Basalen Stimulation® können sein:

- Leben erhalten und Entwicklung erfahren
- Das eigene Leben spüren
- Sicherheit erleben und Vertrauen aufbauen
- Den eigenen Rhythmus entwickeln
- Außenwelt erfahren
- Beziehung aufnehmen und Begegnung gestalten
- Sinn und Bedeutung geben
- Das Leben gestalten
- Autonomie und Verantwortung leben

Diese Stichworte beschreiben Schwerpunkte, durch die Pflegende ihren Handlungen ein individuelles Gewicht geben. Dabei können ein oder auch mehrere zentrale Ziele bedeutend sein. Pflegende gestalten z. B. eine Ganzkörperwaschung bei einem Menschen, dem „das eigene Leben spüren" wichtig ist, durch nachmodellierende Berührungen. Bei einem anderen Menschen, für den „Autonomie und Verantwortung leben" bestimmend ist, führen sie die Ganzkörperwaschung durch, indem sie ihm eigene Entscheidungen durch gezieltes Nachfragen ermöglichen.
Die zentralen Ziele gestatten den Pflegenden eine Orientierung an dem Erleben des Betroffenen, nicht nur an seinen Erkrankungen. Basale Stimulation® begnügt sich nicht mit einer gezielten Reizung des Menschen, sondern erzielt individuelle Förderung. Eine Stimulation ist in diesem Sinne

als ein Angebot zu verstehen, über dessen Akzeptanz der Pflegebedürftige entscheidet. Die Pflegenden empfangen auch nonverbale Rückmeldung. Wenn der Pflegeempfänger das Angebot mit Aufmerksamkeit, Aktivität oder weiteren Entwicklungen beantwortet, dann hat die Pflegekraft das richtige Vorgehen gewählt.

Merke

Basale Stimulation® orientiert sich an den Fähigkeiten eines Menschen, nicht an seinen Defiziten. Sie geht in diesem Sinne mit allen personenzentrierten Konzepten und Methoden in der Pflege einig.

Basal stimulierende Pflegemaßnahmen

Es gibt vielfältige Anwendungen der Basalen Stimulation®. Sie kann grundsätzlich in jede Pflegehandlung integriert werden. Dabei gehen die Pflegenden behutsam vor und überfordern den Pflegebedürftigen nicht. Vielmehr wecken sie die Aufmerksamkeit und Neugier des Betroffenen. Er muss keine Vorleistungen erbringen, um von diesen basalen Angeboten profitieren zu können.

Die Basale Stimulation® sorgt durch ein immer wieder verändertes Informationsangebot für ein abwechslungsreiches Umfeld. Nach ihren Prinzipien gestalten Pflegende die Umgebung des Erkrankten so, dass er Lust bekommt, sich selbst und seine Umwelt zu entdecken.

In der Basalen Stimulation® gibt es folgende stimulierende Angebote, die sich auf die verschiedenen Wahrnehmungskanäle des Menschen beziehen (▶ Abb. 3.4):

- Somatische Angebote
- Vibratorische Angebote
- Vestibuläre Angebote
- Olfaktorische Angebote
- Orale Angebote
- Auditive Angebote
- Taktil-haptische Angebote
- Visuelle Angebote

Die nähere Bedeutung dieser verschiedenen Zugangswege ist im weiteren Verlauf dieses Abschnitts erläutert. Die Wahrnehmungsbereiche sind entsprechend der menschlichen Entwicklung bzw. der Re-Organisation der Entwicklung von körpernahen hin zu körperferneren Wahrnehmungen geordnet. Die Angebote setzen zunächst bei schwerster Einschränkung körpernah, am vitalen Zentrum des Körperstammes an.

Merke

Bei der Anwendung der Basalen Stimulation® konzentrieren sich die Pflegenden auf bestimmte Bereiche und überfordern den Betroffenen nicht, weil ansonsten die Gefahr einer Überstimulation besteht. Hier gilt das Prinzip: „Weniger ist mehr“.

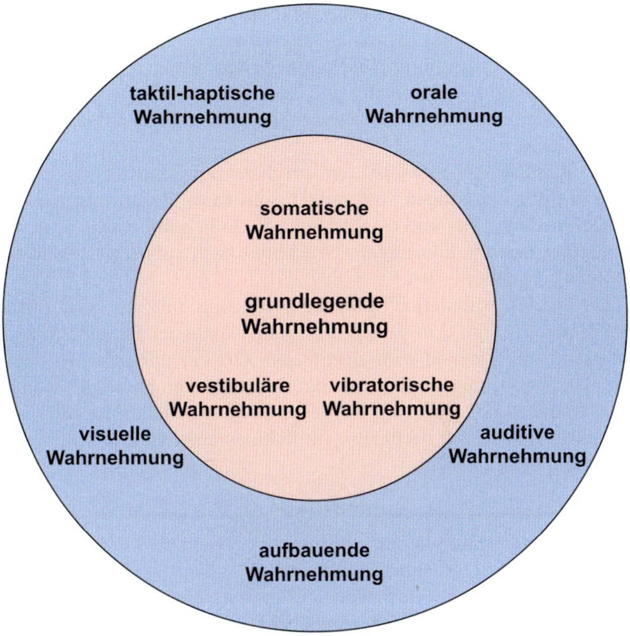

Abb. 3.4 Über die Wahrnehmungskanäle erreichen Pflegende verschiedene Schichten der menschlichen Existenz. [L143]

Somatische Angebote

Die **somatische Stimulation** (griech. *soma* = Körper) fördert den wichtigsten Wahrnehmungsbereich des Menschen, denn es werden ihm eindeutige Informationen über seinen Körper und damit über sich selbst vermittelt.

Der gesamte Körper ist ein Wahrnehmungsorgan. Die Haut grenzt den Menschen gegen die Umwelt ab, ermöglicht aber gleichzeitig unmittelbare Kontakte. Jeder Mensch hat sein eigenes Körperbild, d. h. ein nicht formuliertes Wissen über seine Körperformen, das aber jeweils unterschiedlich differenziert ist. Lange Bewegungslosigkeit, hohe Spastizität oder auch ein schlaffer Muskeltonus verhindern, dass der Körper klare Informationen erhält und vermittelt. Daher wägen Pflegende die Vor- und Nachteile ab, bevor sie z. B. Menschen, die in ihrer Wahrnehmung schwer beeinträchtigt sind, auf einer sehr weichen Matratze lagern. Die Pflegebedürftigen wären dort nicht mehr in der Lage, ihre Körperformen zu spüren und würden so ihr Körperbild vollständig verlieren. Insbesondere die Superweichlagerung über längere Zeit lässt die Grenzen des eigenen Körpers verschwimmen.

Der Mensch erfährt seinen Körper primär durch Berührungen. Sie ermöglichen es, einen anderen Menschen zu erfahren, zu kommunizieren und sich selbst deutlich zu spüren. Professionelle Berührungen in pflegerischen Handlungen sind kommunikativ und eine Form des Körpergesprächs. In diesem Zusammenhang erhält die Berührung der Pflegekraft einen wichtigen Stellenwert.

Basale Stimulation® entwickelt entsprechend eine Berührungssprache, die dem Pflegebedürftigen verständlich sein kann. Berührungen sollten variabel in Dauer, Ort und Qualität sein. Sie sollten informativ sein, d. h. eindeutig, sowie mit konstantem Druck, mit flach aufgelegter Hand und mit Ruhe ausgeübt werden.

Bei der Basalen Stimulation® geht die Berührung stets von einer **Initialberührung** aus. Von dort bewegen sich die Hände der Pflegekraft ruhig, umfassend und fließend zum eigentlichen Ort der pflegerischen Handlung. Die Berührung wird nicht unterbrochen, der physische Kontakt bleibt während der gesamten Pflegehandlung erhalten. Alte Menschen z. B. fühlen sich bei der Berührung im Rahmen einer atemstimulierenden Einreibung deutlich wohl.

Merke

Die somatische Stimulation wird intensiver, wenn die Pflegenden Materialien wie Frotteetücher oder raue Waschlappen einbeziehen, die das Empfinden für den eigenen Körper stärker hervorheben. Die Berührung von Haut zu Haut ermöglicht dagegen den zwischenmenschlichen Kontakt. Daher vermeiden die Pflegenden nach Möglichkeit das Tragen von Handschuhen.

Initialberührung

Definition

Initialberührung: ritualisierte Begrüßung und Verabschiedung, durch die der Pflegebedürftige Sicherheit und Orientierung erleben kann.

Die Initialberührung vermittelt eine ritualisierte Begrüßung und Verabschiedung und ist daher besonders wichtig für Menschen, die ihr Umfeld nicht kontrollieren können. Pflegende orientieren sich mit der Form dieser ersten Berührung zum Eingang einer Pflegehandlung an den Fähigkeiten des Betroffenen: Wie kann er eine Begegnung beginnen und auch beenden? Der Kontakt wird durch eine Ansprache (Fernsinn) eingeleitet, der eine Berührung folgt (Nahsinn). Beide Initialreize sollen individuell angemessen sein.

Vibratorische Angebote

Weil sich die somatische Stimulation im Wesentlichen auf Haut und Muskeln bezieht, erreicht sie die innere Struktur des Körpers nicht. Hierfür fehlt das Gefühl der **Kohärenz,** des inneren Zusammenhalts. Vibratorische Angebote ermöglichen ein Spüren der Körpertiefe, können aber auch als eine deutlich wahrnehmbare Kommunikation erlebt werden.
Der Einsatz der vibratorischen Stimulation in Längsrichtung des Körpers erzeugt ein intensives Gefühl für die tragenden Körperteile und die Gelenke. Ziel der vibratorischen Stimulation ist somit die Erfahrung der Körpertiefe, der Körperfülle und der inneren Stabilität.

Merke

Vibrationen am Muskel lösen eher lokale Empfindungen aus. Vibrationen am Knochen, z. B. an der Ferse oder am Ellenbogen, leiten sich über das Skelett weiter und sind auch tiefer im Körperinnern zu spüren.

Vibrationserfahrungen sind transportierbar, indem Pflegende ihre Hände an dem Körper des Menschen vibrieren lassen, z. B. an den Knochen, als systematische Körpererfahrung. Alternativ können spezielle vibrierende Geräte verwendet werden. Dabei beachten die Pflegenden, ob der Betroffene dies als angenehm empfindet oder ob er die lauten Geräusche störend wahrnimmt.
Hält die Pflegekraft das Vibrationsgerät mit leichtem Druck z. B. an die Ferse des Pflegebedürftigen, spürt dieser sein gesamtes Bein durch die Weiterleitung des Reizes über die Röhrenknochen. Gerade während der Mobilisation bettlägeriger Menschen bietet sich zur Vorbereitung auf das Aufstehen die Stimulation der Ferse an, wobei der Reiz über die Knochen in Richtung Unterschenkel weitergeleitet wird. Auf diese Weise baut der zu mobilisierende Mensch eine Sensibilität gegenüber seinen Füßen und Beinen auf. Motorischen Impulsen wird der Weg gebahnt.
Die vibratorische Stimulation kann insbesondere an Thorax und Kopf auch die Schwingungswahrnehmung zum Hören vorbereiten.

Vestibuläre Angebote

In der Basalen Stimulation® geht man davon aus, dass Immobilität und langes Liegen häufig dazu führen, dass Betroffene regredieren, d. h., auf eine frühere Entwicklungsstufe zurückfallen. Dabei handelt es sich um eine weit zurückgreifende Regression, nämlich um das Leben in der Horizontalen, wie der Mensch es als Säugling gewohnt war. Neben der visuellen Perspektive (das Sehen des Raums) verändert sich das Empfinden der Wirkung von Schwerkraft auf den Körper.
Durch vestibuläre Angebote (Vestibulum = Gleichgewichtsorgan im Innenohr) wird es möglich, Pflegebedürftigen Informationen über Lage und Bewegung ihres Körpers im Raum zu vermitteln. Dies steht in engem

Zusammenhang mit der Verarbeitung visueller Eindrücke. Die vestibuläre Stimulation wirkt haltungsstabilisierend und tonusnormalisierend. Sie fördert das Gleichgewicht, die Orientierung im Raum und die Wahrnehmung von Beweglichkeit. Äußere Zeichen, z. B. ein entspanntes Lächeln, weisen darauf hin, dass sich darüber hinaus ein intensives Wohlbefinden einstellt.

Pflegebedürftige genießen behutsame Schaukelbewegungen, die vergleichbar sind mit dem beruhigenden Wiegen eines Kindes durch die Mutter. Auch der regelmäßige Lagewechsel eines erkrankten Menschen vermittelt vestibuläre Informationen. Zusätzlich wird er unter diesen Einflüssen wacher und kooperativer.

Leichtere Menschen schaukeln die Pflegenden sanft mit dem angehobenen Bettlaken, bei schwereren Personen bietet sich ein Lifter an. Außerdem kann man die Pflegebedürftigen – falls die entsprechende Ausrüstung vorhanden ist – durchaus in eine Hängematte legen.

Auch das Aufrichten eines Pflegebedürftigen im Bett kann die Pflegekraft mit vestibulärer Stimulation einleiten, indem sie seinen Kopf in beide Hände nimmt und vorsichtig von einer Seite auf die andere bewegt.

Merke

Somatische, vibratorische und vestibuläre Stimulation sind die drei grundlegenden Anregungsangebote der Basalen Stimulation®. Sie vermitteln Ruhe, Sicherheit und Geborgenheit. Allein die Arbeit in diesen drei elementaren Bereichen fördert die Wahrnehmung, die Körpererfahrung und die Identität schwer beeinträchtigter Menschen wesentlich.

Olfaktorische Angebote

Bei schwer beeinträchtigten Pflegebedürftigen ist die Geruchswahrnehmung in den meisten Fällen erhalten. Sie findet in einem entwicklungsgeschichtlich sehr früh ausgeprägten Bereich des Gehirns statt. Geruchsinformationen sind daher für den ansonsten eher visuell oder auditiv orientierten Menschen von elementarer Bedeutung.

Im alltäglichen Leben spielen vier grundlegende Geruchsthemen eine wesentliche Rolle, nämlich der Nahrungs-, Natur-, Heimat- und Menschengeruch. Meist verbinden sich spezielle Erinnerungen mit diesen Gerüchen, z. B. eine frisch gemähte Wiese erinnert an das Haus der Großeltern oder ein bestimmter Duft an einen geliebten Menschen.

Die Situation in stationären Pflegeeinrichtungen ist für Bewohner in Hinsicht auf das Riechen außerordentlich verwirrend. Hier fehlen vertraute Gerüche. Unbekannte Gerüche erleben sie oft in Verbindung mit Schmerzen, Unwohlsein, Desorientierung oder Ausgeliefertsein.

Die Heimatgerüche vermisst der Pflegebedürftige besonders stark. Das Bett, die darin befindliche Wäsche und das Zimmer vermitteln oft keine Vertrautheit. Daher ist es sinnvoll, wenn der Lebenspartner z. B. ein Kopfkissen aus dem Ehebett oder auch ein getragenes Wäschestück mitbringt. Dies legen die Pflegenden dem Erkrankten möglichst nah beim Kopfkissen ins Bett, um Heimatgefühle hervorzurufen.

Die Vermittlung von Nahrungsgerüchen ist besonders wichtig für Menschen, die über eine Sonde ernährt werden, weil Essen nicht nur der Nahrungsaufnahme, sondern auch dem Schmecken und dem Genuss dient.

Daher ist es sinnvoll, dass die Pflegenden die Sondenkostgabe mit einer olfaktorischen Anregung vorbereiten. Dies können z. B. appetitliche Düfte von Gewürzen wie Zimt, Anis oder Thymian sein. Manchmal beobachtet man bei demenzkranken Menschen Schmatzbewegungen, die einen Hinweis darauf geben, dass das Angebot von Gerüchen angenehme, appetitanregende Assoziationen auslöst.

Menschengerüche sind für Menschen, die sich nicht über Sehen und Hören orientieren können, eine wichtige Hilfe, Personen zu erkennen. Aus diesem Grund kann die für den Pflegebedürftigen hauptsächlich verantwortliche Pflegekraft ihren eigenen Duft mit ihrem Parfüm noch unterstreichen. Überdies ist es sinnvoll, zur Körperpflege Produkte einzusetzen, die dem Pflegebedürftigen vertraut sind (▶ Kap. 3.1.1).

Viele Pflegebedürftige sind nicht in der Lage, gezielt zu „schnüffeln“. Daher wedelt die Pflegekraft mit dem Fläschchen unter seiner Nase hin und her, wodurch sich die Moleküle verteilen und so leichter zur Riechschleimhaut gelangen.

Merke

Gerüche dürfen nicht überdosiert werden; auch ein angenehmer Duft kann zu intensiv sein und dann als störend oder sogar ekelerregend empfunden werden

Orale Angebote

Orale Angebote beziehen sich auf den hochsensiblen Mundraum. Sie können z. B. in Verbindung mit der Nahrungsaufnahme gut mit der olfaktorischen Anregung gekoppelt werden.

Im Mund kann es zu einer sensorischen Verarmung kommen, insbesondere bei Sondenernährung oder Verabreichung von passierter Kost. In dieser Hinsicht wurde die reinigende Mundpflege neu überdacht. Ziel ist, dass der Pflegebedürftige damit positive Gefühle verbindet.

Deshalb leiten Pflegende ein orales Angebot ein, indem sie zum Öffnen des Mundes die Lippen des Pflegebedürftigen mit einer wohlschmeckenden Flüssigkeit bestreichen. Je nach den Bedürfnissen bieten sich hierzu z. B. Spargelsaft, Bouillon, Gewürzgurkensud oder Cola an. Sogar bei schwer beeinträchtigten Menschen können sich daraufhin erhöhte

Mundaktivitäten wie Schmatzen und Kauen bis hin zu verbesserten Schluckreflexen einstellen.
Anstatt mit einem Instrument führen Pflegende die Mundpflege vorsichtig mit dem geschützten Kleinfinger durch (▶ Abb. 3.5). In angefeuchtete Mullkompressen können Pflegende angenehme Geschmacksrichtungen für kurze Zeit in den Mund einbringen. Geeignet sind auch gekühlte Saftstäbchen, mit denen sie vorsichtig über die Zunge streichen.

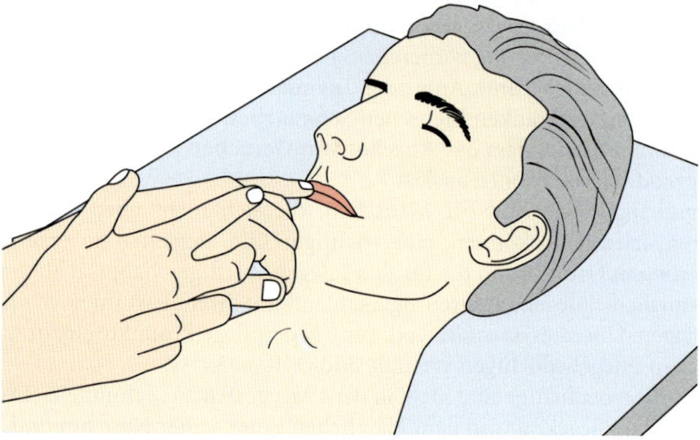

Abb. 3.5 Zur basal stimulierenden Pflege führen Pflegende den kleinen Finger in den Mund des Pflegebedürftigen ein. [L143]

Die gesamte Nahrungsaufnahme kann im Sinne einer Basalen Stimulation® mit vielfachen Sinnesanregungen verknüpft werden. Für Menschen mit Demenz wurden in den vergangenen Jahren erfolgreich Ansätze mit Fingerfood, „Kochen am Bett“ oder „Essen im Umhergehen“ entwickelt.

Auditive Angebote

Auditive Angebote durch Töne, Klänge, Geräusche oder Stimmen sind ein weiterer wichtiger Bereich in der Basalen Stimulation®. Viele Menschen, die scheinbar nicht ansprechbar sind, reagieren auf vertraute Geräusche. Ein solches vertrautes Geräusch kann z. B. eine Spieluhr sein. Außerdem kommen vertraute Stimmen infrage, z. B. durch das Abspielen einer Kassette, die von Familienangehörigen besprochen worden ist. Außerdem können Angehörige Tonkassetten oder CDs mit Lieblingsmusik mitbringen oder eine Geschichte vorlesen. Der Einsatz von Kopfhörern, die der Pflegebedürftige nicht selbst entfernen kann, ist eher ungünstig, da sie die Gefahr einer **Zwangsanregung** verursachen können.
Ungünstig ist ein auditives Umfeld, bei dem eine Fülle von Geräuschen, Klängen und Stimmen ungefiltert auf den Betroffenen einwirken. Er versinkt dann meist in einem auditiven Rauschen, weil er einzelne Geräu-

sche nicht differenzieren kann. Es ist besser, wechselnde, aber ganz klare und eindeutige Angebote zu entwickeln. In der Pflege bedeutet schon die Ansprache und Information des Pflegebedürftigen über z. B. Details im Tagesablauf eine akustische Anregung (▶ Kap. 3.3). Dabei achten die Pflegenden auf Verständlichkeit und Eindeutigkeit ihrer Worte, die sie evtl. mit Berührungen unterstützen.

Taktil-haptische Angebote

Der Mensch begreift seine Umwelt förmlich mit den Händen. Auch diese Informationen gehen bei Inaktivität verloren. Es gibt viele Möglichkeiten, den Pflegebedürftigen Objekte, die sich in Form, Größe und Oberflächenbeschaffenheit unterscheiden, in die Hand zu geben. Dies können z. B. Gegenstände wie eine Zahnbürste, eine Wärmflasche oder eine Tasse sein oder Dinge aus beruflichem oder privatem Umfeld.

Geeignet sind auch Naturobjekte, etwa ein Schwamm, ein Wollknäuel oder ein Stein. Die Pflegenden legen vorsichtig die Hände des Erkrankten um diese Gegenstände und vermitteln ihm so Tasteindrücke.

Visuelle Angebote

Im Zuge einer langen Liegedauer ist der Blick zur Decke eintönig, monoton und sinnlos. Nur wenige Ereignisse finden im Blickfeld des Bettlägerigen statt, die horizontale Lage ermöglicht meist nicht das Fixieren von subjektiv bedeutsamen Gegenständen, Bildern oder Ereignissen. Gehörtes und Gesehenes fügen sich nicht zusammen, der Pflegebedürftige wird förmlich in eine visuelle Bewusstlosigkeit hineingedrängt.

Daher überprüfen die Pflegenden das Krankenzimmer aus der Perspektive des Bewohners und rücken klar strukturierte, einfache und trotzdem visuell anregende Objekte in sein Blickfeld. Sie achten darauf, an welchen Stellen der Blick des Pflegebedürftigen hängen bleibt und welche Gegenstände vielleicht eine Bedeutung für ihn haben. Weil sich die Sehfähigkeit ursprünglich über die Hell-Dunkel-Wahrnehmung entwickelt, sollten die Bilder große, gut erkennbare Motive aufweisen. Ebenso ist es förderlich, wenn die Pflegenden den Pflegebedürftigen zwischendurch im Bett aufsetzen oder im Rollstuhl in eine andere Umgebung fahren, z. B. in den Aufenthaltsraum oder den Park (abhängig vom individuellen Befinden).

Pflegeplanung

Eine Pflegeplanung, die sich auf basal stimulierende Maßnahmen bezieht, dient v. a. der Reflexion und stellt Fähigkeiten des Pflegebedürftigen in den Vordergrund. Sie gibt damit einen großen Teil pflegerischer Verantwortung und Einfluss an den Pflegebedürftigen ab. Die Bestimmung und Gestaltung der erwünschten und notwendigen Pflegemaßnahmen – letztlich seiner Lebenswirklichkeit – liegt in der Autonomie des Betroffenen.

3

3.1.6 Gewaltfreie Kommunikation nach Rosenberg

Im Umgang mit Pflegebedürftigen, Angehörigen und Kollegen sind angemessene Kommunikationsfähigkeiten gefragt. Eine entsprechende Haltung und das sorgfältige Abwägen der Signale können Konflikte verhindern. Unbedachte Worte bzw. nonverbale Botschaften sind gerade in emotional belasteten Situationen geeignet, schwere Verwerfungen zwischen den Menschen zu erzeugen, die an der Versorgung demenzkranker Menschen beteiligt sind.

Die **gewaltfreie Kommunikation** (GFK) nach den Regeln, die der amerikanische Psychologe **Marshall B. Rosenberg** erarbeitet hat, bietet Strategien, mit deren Hilfe man auch unter erschwerten Bedingungen, etwa unter dem Einfluss von Stress und in Krisen, wertschätzend und souverän mit anderen Menschen umgehen kann.

Die GFK rückt Gefühle und Bedürfnisse an die Stelle von Vorwürfen und Schuldzuweisungen. Es geht in der Kommunikation dann nicht um die Fragen: „Wer ist schuld?" oder „Wer hat Recht?" Wichtig wird stattdessen: „Wie geht es mir und was brauche ich?" „Wie geht es den anderen und was brauchen sie?" „Wie können Probleme zur Zufriedenheit aller Beteiligten gelöst werden?"

Auch wenn die Wirksamkeit der gewaltfreien Kommunikation weit über die Grenzen der Pflege hinausgeht, ist es bedeutsam und von hohem praktischen Nutzen, sich die relativ einfach zu lernenden Techniken einmal genauer anzuschauen. Insbesondere die Pflege demenzkranker Menschen ist eine Disziplin, in der Kommunikation eine ungeheure Bedeutung erlangt. Um diesen beständigen Austausch von Informationen auf sachlicher und emotionaler Ebene so zu führen, dass weder man selbst noch die Gegenüber zu Schaden kommen, ist es sinnvoll, einige grundsätzliche Regeln einzuhalten und sich selbst unbedachte Reaktionen zu versagen.

Vier Schritte zur gewaltfreien Kommunikation

Mithilfe der vier Schritte, die Rosenberg für die gewaltfreie Kommunikation beschrieben hat, ist es möglich, auch schwierige Gespräche konstruktiv zu gestalten. Dabei kann man zunächst sehr schematisch vorgehen. Nach einiger Übung verselbstständigt sich das Vorgehen und wird zu einem natürlichen Gestaltungselement der Kommunikation (▶ Abb. 3.6). Die vier Schritte lauten:

- **Beobachtung.** Was ist vorgefallen?
- **Gefühle.** Welche Gefühle wurden durch die Beobachtung ausgelöst?
- **Bedürfnisse.** Welche Bedürfnisse liegen diesen Gefühlen zugrunde?
- **Bitte/Handlung.** Welche Voraussetzungen sind zur Erfüllung der Bedürfnisse nötig?

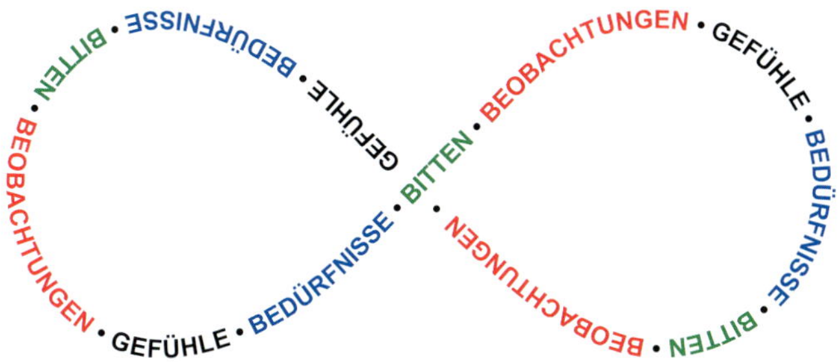

Abb. 3.6 Die Schritte der Kommunikation sind in einer Endlosschleife verbunden, sie bestätigen und folgen einander harmonisch. [L143]

1. Schritt – Beobachten, ohne zu bewerten und zu interpretieren

Die meisten Menschen neigen dazu, Situationen sofort nach den Kriterien richtig, falsch, gut oder schlecht zu beurteilen. Diese Haltung basiert auf der Annahme, dass der eigene Standpunkt allgemeingültig sei. Das heißt: Ich weiß genau, was richtig und falsch ist, weiß, wie andere Menschen agieren sollten und was sie zu tun oder zu lassen haben. Eine solche Einstellung, die sich in der Sprache spiegelt, verhindert einen empathischen Umgang mit anderen Menschen und trägt zum Misslingen von Kommunikation bei.
Der erste Schritt der gewaltfreien Kommunikation setzt voraus, dass die Gesprächspartner Beobachtungen von Bewertungen exakt unterscheiden. Das Ergebnis ist, dass sie einander weniger mit Kritik und Vorwürfen traktieren. Im Gegenzug können sie sachliche Feststellungen leichter akzeptieren. Was andere sagen oder tun, kann ein Auslöser für Gefühle sein, ist aber nicht seine Ursache.

2. Schritt: Gefühle wahrnehmen

Im allgemeinen Kommunikationsverhalten kommen Gefühle und Bedürfnisse wenig zur Geltung. Auch wenn echtes Interesse am Befinden einer Person besteht, folgt auf die Frage: „Wie geht es Dir?" häufig eine Antwort wie: „Schon recht.", „Danke, gut.", „Nicht schlecht."
Die zahlreichen Nuancen, die das Befinden tatsächlich umfasst, benennt man meistens nicht.
Wenn Gesprächspartner ihren Gefühlswortschatz erweitern, gelingt es ihnen leichter, ihre Gefühle klar, eindeutig und umfassend zu beschreiben und dadurch in einen menschlichen Kontakt mit dem Gegenüber zu kommen. Schließlich kennt dieser ebenfalls menschliche Gefühle, weil sie ein Gemeingut sind, das alle Menschen miteinander teilen.

3. Schritt: Bedürfnisse benennen

Der chilenische Ökonom **Manfred Max-Neef** hat zehn Überbegriffe für menschliche Bedürfnisse zusammengestellt:

- Körperliche Grundbedürfnisse (z. B. Atmung, Nahrung, Schlaf, Fortpflanzung)
- Sicherheit
- Zuneigung
- Verstehen
- Teilhabe
- Entspannung
- Kreativität
- Freiheit
- Sinnhaftigkeit
- Spiritualität

Alle Menschen empfinden diese Bedürfnisse, von denen individuell oder zu verschiedenen Zeiten das eine oder andere stärker bewertet wird und im Vordergrund steht. Schwierig wird es, wenn Formulierungen, die Gesprächspartner für ihre Bedürfnisse verwenden, mit einer Forderung verbunden sind.

Sobald der Gesprächspartner klar erkennen kann, welche Bedürfnisse bei seinem Gegenüber bestehen, fällt es ihm viel leichter, sie zu erfüllen. Bleiben sie hingegen kryptisch, entstehen Missverständnisse.

Merke

Der dritte Schritt der gewaltfreien Kommunikation besteht aus dem Erkennen der Bedürfnisse die den Gefühlen zugrunde liegen. Eine Möglichkeit, diese Bedürfnisse erfüllt zu bekommen, ist das Formulieren einer Bitte.

4. Schritt: Bitten konkret und erfüllbar formulieren

Je konkreter Bitten formuliert sind, desto leichter sind sie zu erfüllen. Ausweichendes Reden führt nicht zum Ziel und es fördert die Verständigung nicht, wenn man sagt, was man nicht möchte.

Man sollte nicht erwarten, dass der Gesprächspartner einem die Wünsche von den Augen ablesen kann. Das gilt für Situationen, in denen der Fordernde denkt, seine Wünsche lägen unausgesprochen klar auf der Hand. Vielmehr noch gilt es aber für Situationen, in denen sich derjenige, der die Bedürfnisse hat, nicht einmal genau darüber im Klaren ist, worin sie bestehen.

Je klarer eine Bitte formuliert ist, desto größer ist auch die Wahrscheinlichkeit, dass sie erfüllt wird.

Wenn Gesprächspartner allerdings den Eindruck gewinnen, dass es zur Gewährung einer Bitte keine Alternativen gibt, sie also in jedem Fall einwilligen müssen, hören sie Bitten eher als Forderungen. Das Merkmal einer Bitte besteht darin, dass die Antwort „ja“ oder „nein“ lauten kann und in beiden Fällen akzeptiert wird.

Merke

Gewaltfreie Kommunikation soll nicht das Verhalten anderer Menschen ändern, sondern helfen, offene und vertrauensvolle Beziehungen aufzubauen, in denen sich auf längere Zeit gesehen die Bedürfnisse aller Beteiligten erfüllen.

Nein sagen, nein hören

Nein zu sagen, kann schwerfallen. Das gilt besonders in Konstellationen, die Pflegende häufig erleben. Sie sind oder fühlen sich für andere verantwortlich. Eingebunden in Hierarchien haben sie auch oft die Befürchtung, wegen eines klaren „Neins“ Sanktionen erleiden zu müssen.

Wer oft Angst hat „nein“ zu sagen, übergeht die eigenen Bedürfnisse und staut auf diese Weise innerlich negative Emotionen an. Das Erkennen und Mitteilen der eigenen Gefühle und Bedürfnisse ist hilfreich, weil es zur Entscheidungsfreiheit der Beteiligten beiträgt. Genauso wichtig ist es, Gesprächspartner beim Erkennen ihrer Gefühle und Bedürfnisse zu unterstützen – das heißt, zu hören, welche Botschaft hinter ihren Signalen steht, egal wie sie sich ausdrücken. Wenn einem Menschen z. B. ein „Nein“ oder ein Vorwurf entgegenkommt, ist es sinnvoll, nicht reflektorisch eine Zurückweisung darin zu sehen. Konstruktiver wirkt die empathische Fähigkeit, hinter dem „Nein“ die Bedürfnisse des Gegenübers zu erkennen.

Empathisch zuhören

Empathisch (mitfühlend) zuhören heißt, selbst im Hintergrund zu bleiben und sich auf den Gesprächspartner einzulassen. Für die Umsetzung der gewaltfreien Kommunikation spielt es keine Rolle, mit welchen Worten sich Menschen ausdrücken. Die Gesprächspartner hören einfach auf die jeweils zum Ausdruck kommenden Beobachtungen, Gefühle, Bedürfnisse und Bitten (▶ Tab. 3.4).

Es ist nicht immer möglich, Mitgefühl zu zeigen. Um Empathie geben zu können, wollen Menschen ebenfalls Empathie entgegengebracht bekommen. Wenn man z. B. starke Emotionen spürt, wütend, müde und erschöpft ist, fällt es schwer, sich auf andere zu konzentrieren. In diesem Fall ist es hilfreich, sich klar zu machen, dass es kein Muss ist, auf das Gegenüber einzugehen, und dass man selbst jederzeit „Nein“ sagen kann.

Tab. 3.4 Das Vier-Schritte-Modell der gewaltfreien Kommunikation auf einen Blick [11]

Selbsteinfühlung **Klar ausdrücken, wie es mir geht – ohne Kritik, Vorwurf oder Forderung**		**Einfühlung in den Gesprächspartner** **Einfühlsam wahrnehmen, wie es meinem Gegenüber geht – ohne Kritik, Vorwurf oder Forderung zu hören**	
1. Situation, Auslöser, Beobachtung	• Wenn ich sehe/höre/erlebe … • Keine Bewertung, Interpretation	1. Situation, Auslöser, Beobachtung	• Wenn du siehst/hörst/wahrnimmst … • Keine Bewertung, Interpretation
2. Gefühl	• … dann fühle ich mich … • Unterscheiden zwischen Gefühl und Gedanken	2. Gefühl	• Fühlst du dich dann …/bist du dann … • Wie könnte mein Gesprächspartner sich fühlen?
3. Bedürfnis	• … weil ich … brauche. • … weil ich das Bedürfnis nach … habe. • Unterscheiden zwischen Wunsch und Bedürfnis	3. Bedürfnis	• weil du … brauchst? • weil du das Bedürfnis nach … hast. • Was könnte das unerfüllte Bedürfnis sein?
4. Bitte	• Deshalb bitte ich dich, … • Deshalb hätte ich gerne, dass … • Unterscheiden zwischen Bitte und Forderung	4. Bitte	• Und möchtest du gerne …? • Hättest du jetzt gerne, dass …? • Positiv, konkret erfüllbare Bitte herausfinden

3.2 Gestaltung personenorientierter Angebote

3.2.1 Zeitstrukturierende Maßnahmen

Definition

Zeitstrukturierende Maßnahmen: geplante Handlungen, die geeignet sind, die Lebenszeit stellvertretend für einen Menschen sinnvoll zu gliedern, der dazu selbst nicht in der Lage ist.

Gesunde Menschen strukturieren ihre Tage nach ihren eigenen Vorstellungen. Sie unterscheiden zwischen wichtigen und weniger wichtigen Aktivitäten und halten Rituale und Pflichten ein, die sie als zu ihrem Leben gehörig betrachten. Die drei wichtigsten Elemente sind Schlafen, Essen und Arbeiten/Freizeit (▶ Kap. 3.1.1).
Das Ende der Erwerbstätigkeit und der Beginn des Rentenalters bedeuten für viele Menschen einen tiefen Einschnitt, weil daraus eine erhebliche Veränderung der **Zeitstruktur** eintritt. Der große zeitliche Block bezahlter Beschäftigung fällt weg. Die Zeit muss mit alternativen Aktivitäten gefüllt werden, wenn sich keine Langeweile einstellen soll.
Gesunde Senioren finden relativ leicht andere Beschäftigung, indem sie sich z. B. Dingen zuwenden, für die sie während ihres Arbeitslebens zu wenig Zeit gefunden haben.
Zu den Krankheiten, die einen Menschen unfähig machen, sich die Zeit des Tages sinnvoll einzuteilen, gehören auch die Demenzen. Es ist eine wesentliche pflegerische Aufgabe, Angebote einzurichten und die betreuten Menschen bei der Teilnahme an diesen Aktivitäten zu begleiten und zu unterstützen. Grundsätzlich gelten folgende Regeln für die Zusammenstellung von Angeboten zur Zeitstrukturierung:

- Bekannte Abläufe und vertraute Personen vermitteln Sicherheit und Geborgenheit.
- Lebensgeschichte berücksichtigen; es ist sinnvoll, Tätigkeiten zu planen, die den Betroffenen vertraut sind.
- Regelmäßig wiederkehrende und sich inhaltlich wiederholende Strukturen und Rituale stärken das Vertrauen.
- Leistung ist kein Kriterium der Beschäftigungsangebote – auch wenn sie keinesfalls sinnlos sein dürfen. Im Mittelpunkt der Beschäftigung steht das Wohlbefinden der Teilnehmer. [1]

Grundlegende Komponenten der Tagesstruktur

Die Tagesstrukturierung setzt sich im Wesentlichen aus den Komponenten Grundpflege, Mahlzeiten, Alltagsaktivitäten, Gruppenangebote sowie Einzelbetreuung zusammen (▶ Tab. 3.5).

Tab. 3.5 Mögliche Einteilung eines Tagesablaufs, in dem die Forderung nach einer festen Struktur erfüllt ist

Tageszeit	Komponenten der Tagesstruktur
Morgens	• Grundpflege • Frühstück
Vormittags	• Betreuungsangebote • Toilettentraining
Mittags	• Mittagessen • Mittagsschlaf oder Zeit zum Entspannen
Nachmittags	• Kaffeerunde • Betreuungsangebote • Toilettentraining
Abends	• Abendessen • Betreuungsangebote • Pflege und Hilfe beim Zubettgehen
Nachts	• Pflege während der Schlafenszeit (z. B. Inkontinenzversorgung, Getränke anbieten) • Betreuungsangebote (z. B. Nachtcafé für Menschen, die nicht ein- oder durchschlafen können)

Körperpflege und Mahlzeiten

Im Zuge vermehrter Pflegebedürftigkeit nehmen Pflege und Mahlzeiten einen Großteil des Tages in Anspruch (▶ Kap. 3.1.1). Daher sind beide ein wichtiger Teil der Tagesgestaltung.

Sich wiederholende Tätigkeiten in der Grundpflege können Sicherheit und Halt geben. Dabei sollten Vorlieben bei der Körperpflege, bevorzugte Zeiten beim Toilettengang oder z. B. auch ein abendliches Einschlafritual einbezogen werden. Hierzu sind detaillierte Informationen aus der Biografie erforderlich.

Eine angenehme Atmosphäre während der Mahlzeiten ist eine wichtige Voraussetzung für eine gelungene Tagesgestaltung. Die Zusammenstellung von Tischgemeinschaften wirkt sich sehr positiv auf den Appetit und das soziale Verhalten aus. Wenn ein Mensch lieber allein isst, beachten Pflegende diesen Wunsch (▶ Kap. 3.1.1).

An den Vor- und Nachbereitungen der Mahlzeiten können demente Menschen sich beteiligen, sofern sie dazu körperlich in der Lage sind. Mögliche Aufgaben sind Tischdecken, Serviettenzusammenlegen, Getränkeausteilen, Geschirrabräumen sowie das Säubern der Tische. Es ist auch möglich, kleinere Speisen, z. B. Obstsalate, gemeinsam zuzubereiten. [1]

Haushalt

Alle Tätigkeiten, die den Haushalt betreffen, sind geeignet, als gezielte Aktivitäten für demenzkranke Menschen zu dienen. Den meisten sind die Arbeitsabläufe sehr vertraut.

Die Zubereitung von Nahrungsmitteln aber hat den zusätzlichen Vorteil der sinnlichen Wahrnehmung von Geschmacksrichtungen – die im Sinne des Naschens bereits während der Zubereitung der Speisen möglich ist.
Die Freude am gemeinsamen Arbeiten schafft soziale Integration und fördert das physische sowie psychische Wohlbefinden. So lässt sich eine stressvermindernde Atmosphäre erreichen. Das gemeinsame Planen und der Erfahrungsaustausch über alte Rezepte trainieren besonders das Langzeitgedächtnis bzw. das Erinnerungsvermögen. Bei diesen Tätigkeiten entdecken demente Menschen nicht selten vergessene Fähigkeiten neu. [1]

Praxistipp

Vorbereitung

- Auswahl und Zusammenstellung der Speisen mit den Teilnehmern besprechen.
- Zutaten besorgen, evtl. gemeinsamer Einkauf auf dem Wochenmarkt.
- Vorbereitung der Küche kurz vor dem Beginn der Zubereitung der Mahlzeit; z. B. Bereitstellung des Arbeitsmaterials und der Lebensmittel, Arbeitsplätze entsprechend den individuellen Besonderheiten der Teilnehmer einteilen.
- Ggf. Teilnehmer abholen.

Durchführung

- Teilnehmer begrüßen.
- Ablauf besprechen (Aufteilung der Tätigkeiten erfolgt nach den individuellen Fähigkeiten und Wünschen der Teilnehmer).
- Ggf. Unterstützung beim Händewaschen geben.
- Immer wieder das Gespräch suchen und die Kommunikation untereinander fördern. Nur bei Bedarf Hilfestellung geben.
- Nach dem Kochen gemeinsam den Tisch decken, wenn gewünscht, Tischgebet sprechen.
- Angenehme Atmosphäre während des Essens schaffen, z. B. durch Tischgespräche.
- Nach dem Essen ggf. gemeinsam Geschirr spülen und abtrocknen.
- Anschließend erhalten die Teilnehmer die Gelegenheit zur Mittagsruhe. [1]

Sport

Mit Gymnastik sind viele Menschen mit Demenzerkrankung dazu zu bewegen, sich aktiv einer Gruppe anzuschließen oder sich auch allein ein wenig anzustrengen.
Es hat für sie einen Sinn, etwas für den Erhalt oder zur Verbesserung ihrer Beweglichkeit zu tun. In zahlreichen Studien wurde nachgewiesen, dass regelmäßiger **Sport** auch zu einer Verbesserung von Ausdauer, Geschick, Reaktion, Kraft und Balance führt.

Merke

Seniorengymnastik sowie psychomotorische Übungen sind keine Physiotherapie oder Krankengymnastik. Sie dienen vielmehr der allgemeinen Förderung von vorhandenen Fähigkeiten.

Neben einer Förderung der körperlichen Fähigkeiten sprechen Sportangebote auch den Geist und die Seele des Teilnehmers an.
Für Menschen, die langjährig einen Sport betrieben haben, kann die Seniorengymnastik eine Weiterführung ihres Hobbys sein und bietet damit eine weitere Möglichkeit, an die Biografie anzuknüpfen.
Die ausgewählten Übungen sollten immer auf die jeweilige Zusammensetzung der Gruppe sowie auf die körperlichen und geistigen Fähigkeiten der Teilnehmer abgestimmt sein. Das Angebot der Gymnastik sollte regelmäßig durchgeführt werden, optimal sind zwei Termine pro Woche. Dabei sollte die Dauer von 45 bis max. 60 Minuten nicht überschritten werden.

Ziele

- Erhaltung und Förderung vorhandener Fähigkeiten
- Verbesserung bzw. Wiederherstellung des eigenen Körpergefühls
- Entwicklung von Gemeinschaftsgefühl und Sozialverhalten
- Verbesserung der Koordination, Reaktion und Konzentration
- Akzeptanz der eigenen Einschränkung/Behinderung
- Freude an der Bewegung
- Kräftigung der Muskulatur und Unterstützung des Halteapparats
- Anregung des Herz-Kreislauf-Systems
- Aktivierung der Wahrnehmungsfähigkeiten
- Lösung innerer Spannungen und verkrampfter Haltung
- Stärkung des Ich-Gefühls
- Erhaltung, möglichst Verbesserung der Gelenkbeweglichkeit und Ausdauerleistung
- Förderung der Unabhängigkeit durch länger erhaltene Mobilität

Der Einsatz von einfachen Sportgeräten vermittelt den Teilnehmern Abwechslung. Mithilfe dieser Geräte führen Teilnehmer die Bewegungen oft unbewusster, spontaner und lockerer aus als bei Übungen, die direkt auf die Aktivierung einzelner Körperteile zielen. Die Auswahl dieser Materialien ist riesig. Sie reicht von Alltagsgegenständen bis zu modernen Sportartikeln. Hier einige Beispiele:

- Verschiedene Bälle (z. B. Tennisbälle, Gymnastikbälle, Tischtennisbälle, Luftballons)
- Säckchen, gefüllt mit verschiedenen Materialien (z. B. Kirschkerne, Reis)
- Tennisringe
- Seile
- Stäbe

- Gymnastikreifen
- Schwungtuch
- Hanteln (vorzugsweise aus Kunststoff und nicht zu schwer)
- Fußmanschetten

Eine Alternative zu gekauften Übungsmaterialien sind Alltagsgegenstände, die ohnehin im Haus vorhanden sind, z.B.: Zeitungen, Handtücher, Wasserflaschen aus Kunststoff, Schals, Tücher, Bierdeckel, Pappteller, Wäscheklammern, Joghurtbecher, Bettlaken, Korken, Dosen, Wattebäusche, Einmachringe, Vogelschutznetze, Abdeckplanen. [1]

Musik

Musik und Singen sind tief in der menschlichen Geschichte verwurzelt. Sie haben von jeher eine große Bedeutung für alle Menschen und sind deshalb meist jedem von Kind auf bekannt. Daher haben Musik und gemeinsames Singen in der Tagesgestaltung mit Senioren einen wichtigen Stellenwert. [1]

Feste

Feste machen Spaß und vermitteln die Möglichkeit, Zeit in der Gemeinschaft anderer zu verbringen und soziale Kontakte aufzubauen. Feste bieten Reize für alle Sinne (▶ Kap. 3.1.1). Der Jahreskreis gibt immer wieder Gelegenheiten zum Feiern, z.B. jahreszeitliche und religiöse Feiern, etwa Advent, Nikolaus, Weihnachten, Silvester, Fasching, Frühling, Sommer, Erntedank, Herbst, St. Martin, Geburtstage und Namenstage, regionale Feste.

Die wichtigsten Regeln bei der Organisation von Festen sind:

- Das ganze Jahr über Stoff für das Programm sammeln, z.B. Gedichte, Sprüche, Lieder, Geschichten und Ideen, Programmpunkte, Dekoration. Dabei Ausschau halten nach verborgenen Talenten unter den alten Menschen und Kollegen. An Bekanntes anknüpfen, evtl. von Jahr zu Jahr bestimmte Traditionen pflegen, aber auch Neues einbauen.
- Möglichst alle Mitarbeiter, Ehrenamtliche sowie Freunde der Einrichtung und Angehörige der Bewohner in die Organisation und den Ablauf des Festes einbeziehen. Auch daran denken, dass die Teilnehmer während des Festes immer einen Ansprechpartner finden sollten und damit zum Gespräch animiert werden.
- Behinderungen der Teilnehmer berücksichtigen.
  - Menschen mit Blasenschwäche oder Angst, nicht rechtzeitig die Toilette zu erreichen, kann eine Veranstaltung in großem Saal alleine deshalb schon Stress bereiten.
  - Menschen mit Schwerhörigkeit oder Sehschwäche haben oft große Schwierigkeiten, einem Programm zu folgen, wenn die Bühne zu weit weg, die Beleuchtung schlecht und die Geräuschkulisse zu stark ist.

  - Große Veranstaltungen können Menschen mit Demenz verwirren. Dann geraten sie möglicherweise in Angst, was zu Unsicherheit und Ablehnung führt.
- Schwierigkeiten, sich über eine längere Zeit zu konzentrieren, führen oft dazu, dass Teilnehmer während einer Veranstaltung unruhig werden oder das Fest verlassen wollen. Deshalb ist die Länge des Programms in jedem Fall auf die Kapazitäten der Teilnehmer abzustimmen. Besser ist es, kürzere Veranstaltungen zu planen, bei denen sich alle wohl fühlen, als ellenlange Programme, die nur ein Teil des Publikums bis zum Ende erlebt.

Die Organisation von Festen ist nicht auf stationäre Einrichtungen beschränkt. Auch ambulante Dienste können Geselligkeit organisieren. Wegen der dezentralen Wohnorte ist in diesem Zusammenhang allerdings an den erhöhten Transportaufwand zu denken. [1]

Gedächtnistraining

Regelmäßiges **Gedächtnistraining** trägt zur Erhaltung und Steigerung der Gedächtnisleistung bei (▶ Tab. 3.6). Die kognitiven Leistungen spielen bei der Alltagsbewältigung und dem Empfinden von Unabhängigkeit und der Stärkung des Selbstwertgefühls eine entscheidende Rolle. Es ist – in Abhängigkeit von der Leistungsbereitschaft des dementen Menschen – durchaus möglich, einmal täglich eine Übung zum Gedächtnistraining durchzuführen.

Tab. 3.6 Übungen zur Verbesserung der Gedächtnisleistungen

Leistung des Gehirns	Übungen (Beispiele)
Wahrnehmung	• Übungen zur Anregung der Sinne: Riechen, Schmecken, Tasten
Konzentration	• Suchaufgaben: Übungen, bei denen sich die Teilnehmer auf einen Punkt konzentrieren sollen
Merkfähigkeit	• Das Merken von Namen
Wortfindung	• Übungen, bei denen möglichst viele Wörter gesucht werden, die z. B. einsilbig sind, oder die mit „K" beginnen und mit „S" aufhören
Formulierung	• Begriffe umschreiben
Assoziatives Denken	• Begriffe pantomimisch darstellen oder erkennen
Logisches und zusammenhängendes Denken	• Zahlenfolgen erstellen • Fragespiele mit drei möglichen Lösungen

Tab. 3.6 Übungen zur Verbesserung der Gedächtnisleistungen. *(Forts.)*

Leistung des Gehirns	Übungen (Beispiele)
Strukturieren und Urteilsfähigkeit	• Benennen von Unterschieden • Aufzählen von Wochentagen nach dem ABC, Zuordnen • Fehler in Geschichten suchen
Fantasie und Kreativität	• Zeichnen und Malen
Denkflexibilität	• Stegreifgeschichten oder Abwandeln von Wörtern, z. B.: Not – Note, Reis – Reise

LESE- UND SURFTIPP

Auf der Basis von Forschungsergebnissen entwickelte der Bundesverband Gedächtnistraining e. V. ein ausgewähltes Übungsprogramm zur Förderung spezifischer Gehirnleistungen. Bundesverband Gedächtnistraining e. V.: https://bvgt.de/

Ausflüge

Einen **Ausflug** zu machen, bedeutete für viele ältere Menschen aus biografischer Sicht die notwendige Abwechslung vom Arbeitsleben. Aufgrund dieser Verankerung sollten Ausflüge ein fester Bestandteil des Beschäftigungsangebots sein.
Möglichkeiten für Ausflüge:

- Café-, Restaurantbesuch oder Besuch eines Biergartens
- Spaziergang in einem Park
- Museumsbesuch; Besichtigung von Sehenswürdigkeiten, z. B. einer Kirche
- Besuche geselliger oder kultureller Veranstaltung, z. B. Zirkus, Konzert, Theater, Ausstellung

Ausflugsziele können sich auch am Jahreskreis orientieren, z. B. Volksfeste, Picknick im Grünen, Weihnachtsmarkt.
Bei der Auswahl eines geeigneten Ausflugsziels für eine Gruppe sind zu berücksichtigen:

- Wünsche und Interessen der Teilnehmer
- Entfernung, Zeitumfang (individuelle Ruhebedürfnisse bedenken)
- Verpflegungsmöglichkeit
- Rollstuhlgerechte Zu- und Aufgänge und behindertengerechtes WC vorhanden?
- Geeignete Parkplätze in der Nähe der Ausflugsziele

Pflegende achten vor einem Ausflug auch darauf, dass die Teilnehmer angemessen ausgestattet sind. Gegebenenfalls ist es erforderlich, Assistenz bei der Zusammenstellung der Ausrüstung zu leisten. Insbesondere berücksichtigen Pflegende Schwierigkeiten, die aufgrund der individuellen Situation der Teilnehmer auftreten können (z. B. Diabetes, Epilepsie, Regelung von Finanzen). Zur Ausrüstung können gehören:

- Geeignetes Transportmittel
- Genügend Betreuungspersonen, ggf. ehrenamtliche Helfer
- Tages- und Bedarfsmedikation für die Teilnehmer
- Notfallrucksack
- Kleidung und robuste Schuhe, die an das Ziel und das Wetter angepasst sind
- Hilfsmittel (z. B. Rollstühle, Rollatoren, Gehstöcke)
- Ggf. Sonnenschutzcreme, Mückenschutzmittel, Hüte, Schirme
- Fotoapparat, Getränke, Zwischenmahlzeit, z. B. Obst
- Mobiltelefon, um im Notfall rasch Hilfe herbeiholen zu können

Regeln für die Durchführung eines Ausflugs:

- Überanstrengung der Teilnehmer vermeiden
- Unterstützung bei den Alltagsaktivitäten gewährleisten
- Gespräche anregen und moderieren (biografischer Ansatz), z. B. die Teilnehmer auf Besonderheiten oder bemerkenswerte Details aufmerksam machen
- Ausführliche und angemessene Informationen über das Ausflugsziel geben
- Auf Wunsch gemeinsames Singen oder Beten, z. B. bei einer Wallfahrt [1]

Spiele

Spiele begleiten Menschen über das gesamte Leben. Miteinander zu spielen ist keine verschwendete Zeit, sondern bedeutet Förderung auf seelischer, geistiger und körperlicher Ebene (▶ Kap. 3.1.1). Es gibt eine große Auswahl an Spielen, die vielen älteren Menschen vertraut ist, und die sie gerne spielen (z. B. Mühle, Mensch ärgere Dich nicht, Kniffel).

Spiele sind geeignet:

- Ausdauer, Wahrnehmung, Motorik und Selbstbestätigung zu fördern (etwas riskieren, sich etwas zutrauen, Erfolg haben),
- Geduld mit sich und anderen zu üben,
- Rücksichtnahme zu trainieren,
- für einige Zeit Probleme und Sorgen vergessen zu lassen.

Bei der Vorbereitung und Durchführung sind einige wichtige Punkte zu beachten:

- Geeignete Spiele auswählen.
- Abstufung der Schwierigkeiten ermöglichen (z. B. Veränderung der Spielsteine oder Karten).

- Wünsche der Teilnehmer sowie frühere Erfahrungen in den Ablauf integrieren.
- Entspannte Atmosphäre schaffen.
- Spielregeln verständlich vermitteln. Wenn nötig: Regeln vereinfachen oder Hilfsmittel einsetzen, z. B. Kartenhalter, große Spielsteine/Würfel/Bilder/Karten.

Auswahl geeigneter Spiele

- **Tischspiele:** z. B. Mühle, Dame, Schach, Halma, Mensch ärgere Dich nicht, Vertellekes, Die Sonnenuhr, Monopoly, Bingo, AHA Spiele, Puzzle, Solitär, Zahlenklapp-Spiel
- **Wortspiele:** z. B. Scrabble, Holzklapp-Spiele (Haste Worte)
- **Würfelspiele:** z. B. Knobeln, Zahlenklapp-Spiele, Kniffel
- **Memo-Spiele:** z. B. Gegenstands-Memo, Erinnerungs-Memo mit historischen Motiven
- **Kartenspiele:** z. B. Skat, Doppelkopf, Canasta
- **Kim-Spiele** (Ratespiele zur Aktivierung der Sinne)

Eine leicht verständliche Spielanleitung und Begleitung ist für demente Menschen besonders wichtig. Zu diesem Zweck kann ein Gruppenleiter die Spieler motivieren, das Spiel erklären, die Teilnehmer aufmerksam beobachten und Schwächen ausgleichen, damit niemand bloßgestellt wird. Angebote wie Kegeln, Dart und andere Wurfspiele sind besonders beliebt, da es sich um einen spielerischen Wettbewerb handelt, der ohne Leistungsdruck durchgeführt werden kann. Diese Aktivitäten fördern vor allem die körperliche Bewegung, die Hand-Augen-Koordination, die Körperwahrnehmung, die Aufmerksamkeit und Konzentrationsfähigkeit.

Spielkonsolen

Spielkonsolen von Sony, Nintendo und Microsoft bieten inzwischen Spiele an, die für Senioren interessant sind und ihnen angemessene körperliche Aktivitäten abfordern.
Spiele, z. B. Kegeln, sind damit wegen der sehr leichten Handhabung und der verständlichen Regeln auch für Menschen mit körperlichen Einschränkungen leicht erlernbar.
Sämtliche Spiele werden einhändig mit einer einzigen, kabellosen Fernbedienung gesteuert. Bewegungssensoren erfassen Lage und Bewegungen im Raum und setzen sie grafisch auf dem Bildschirm um.
Beim Einsatz der Konsolen ist es meist gleichgültig, ob der Spieler sitzt oder steht. Deshalb eignen sie sich sehr gut für Rollstuhlfahrer. [1]

Religion

Religiöse Rituale waren und sind für viele ältere Menschen ein fester Bestandteil ihres Lebens. Der Glaube, egal welcher Religion, hat die Menschen geprägt (▶ Kap. 1.1).
Je nach Biografie lassen Pflegende religiöse Elemente in die Struktur des Tages bzw. der Woche einfließen.

Dies könnten bei Christen das gemeinsame Mittagsgebet oder der Besuch eines Sonntagsgottesdienstes sein. Für andere Religionen sind es andere spirituelle Handlungen, auf die Rücksicht zu nehmen ist.
Eine besonders wichtige und sehr gut umsetzbare religiöse Aktivität ist eine Kurzandacht für verstorbene Mitmenschen. Sie vermittelt Trost sowie das Gefühl, nach dem Tod nicht vergessen zu sein. [1]

Vorlesen

Geschichten, Sagen, und Märchen kennen viele Menschen von klein auf. Auch im Alter hört man sie immer wieder gern. Pflegenden fällt es meist leichter, ein Märchen **vorzulesen** als es zu erzählen.
Um das Thema Märchen für die Zuhörer ein wenig aufzufrischen, könnten Pflegende z. B. absichtlich Fehler einbauen. Demente Zuhörer entdecken diese so gut wie immer.
Besonders wichtig ist es, in einem ruhigen Sprechtempo (das etwa der Erzählgeschwindigkeit entspricht) vorzulesen, damit die Zuhörer leicht folgen können. Außerdem beachten Pflegende den Grad der geistigen Einschränkung bei ihren Zuhörern. Je stärker z. B. eine Demenz ausgeprägt ist, desto einfacher und kürzer sollten die gewählten Texte sein. Damit verhindern Pflegende Überforderung. [1]

Generationsübergreifende Begegnung

Alte Menschen haben oft ein Kontaktbedürfnis zu Menschen anderer Altersgruppen.
Im besonderen Maße sind Zusammenkünfte mit Kindern und Jugendlichen beliebt. Man unterscheidet diese Generationsarbeit in innerfamiliäre und außerfamiliäre Beziehungen.
Die Förderung von innerfamiliären Beziehungen besteht meist in einer aktiven Angehörigenarbeit. Pflegende motivieren Angehörige, an generationsübergreifenden Aktionen teilzunehmen, z. B. gemeinsame Kaffeenachmittage, Feste, Ausflüge, Spielenachmittage.
Außerfamiliäre Kontakte werden oft als kommunikationsfördernde Projekte von Institutionen wie Senioren-Clubs, Alten- und Servicezentren, betreuten Wohneinrichtungen oder Pflegeheimen initiiert. Oftmals sind es auch Einrichtungen der Kinder- und Jugendhilfe, Kindergärten, Jugendzentren, Schulen, Bürgerzentren oder Pfarrgemeinden, die sich um einen Kontakt zur älteren Generation bemühen.
Die Möglichkeit des Zusammenwirkens ist vielseitig. Dabei sind der rege Austausch, das gegenseitige Helfen und die gemeinsamen Erlebnisse wichtig.
Beispiele generationsübergreifender Kooperation:

- Kinder und Jugendliche helfen alten Menschen, z. B. durch regelmäßige Besuchsdienste, Einkaufshilfe, Begleitung bei Amts- oder Arztbesuchen, Unterstützung bei der Anwendung neuer Technik, etwa Computer und Internet.

- Alte Menschen helfen Kindern und Jugendlichen, z. B. als Ratgeber, Mentor, Nachhilfelehrer, reifer Freund, Trainer oder allgemein in der Kinderbetreuung.
- Kinder/Jugendliche und alte Menschen helfen anderen. Alt und Jung können im Team ein gemeinsames Ziel verwirklichen (z. B. kommunale Projekte, politische Aufgaben).
- Aktivitäten wie gemeinsames Theaterspielen, Tanzen, Ballett, Sport, Kochen und Backen, Essen, Feiern, Singen und Musizieren, Geschichtenerzählen, Malen und Töpfern, biografische Gesprächskreise, Spielen. [1]

Begegnung mit Tieren

Die positive Wirkung von Tieren auf die physische und psychische Gesundheit des Menschen wird in der Pflege immer häufiger gezielt eingesetzt.
Positive Effekte treten aber nur ein, wenn der jeweilige Pflegebedürftige einen guten Bezug zu Tieren hat. Sollte dies nicht der Fall sein, kann ein Tier auch sehr negative Gefühle auslösen. Daher sollten Pflegende diese Kontakte sorgfältig beobachten und jederzeit die Möglichkeit des Rückzuges für Tier und Mensch offen halten.
Im Idealfall halten Tiere sich permanent in der Nähe dementer Menschen auf. Das Spektrum geeigneter Tierarten ist sehr groß: Hunde, Katzen, Fische, Nagetiere sowie alle Bauernhoftiere haben nachweislich eine sehr positive Wirkung.

Merke

Für die Haltung in einer stationären Pflegeeinrichtung eignen sich ausschließlich sehr ruhige Tiere, die auch in Stresssituationen nicht aggressiv reagieren. Speziell Hunde können auch für die Therapiebegleitung ausgebildet werden.

Falls die Einrichtung über genügend Ressourcen verfügt (z. B. Freigelände, Ställe, Personal), ist es auch möglich, größere Tiere zu halten. Sie bieten dementen Menschen Beschäftigung und wohltuende Abwechslung.

Hundebesuchsdienste

Eine weitere Möglichkeit, Kontakte mit Tieren zu fördern, sind Hundebesuchsdienste. Für dieses Angebot kommen ehrenamtlich arbeitende Hundehalter zu festen Terminen in die Pflegeeinrichtung. [1]

3.2.2 Therapeutischer Tischbesuch

Definition

Therapeutischer Tischbesuch (TTB): das systematische und zeitlich begrenzte Aufsuchen der pflegebedürftigen Menschen an ihrem Sitzplatz (oder an ihrem Bett) unter Einbeziehung kommunikationsanregender Medien (Definition nach **Bernd Kiefer**).

3

Therapeutische Tischbesuche sind eine Möglichkeit der kurzzeitigen Aktivierung dementer Menschen. Das Angebot dauert jeweils nur 2–4 Min., zeigt aber trotzdem gute Effekte.

Wichtig ist, die Besuche täglich durchzuführen und abwechslungsreich zu gestalten. Die Aktivierung besteht in einer Sinnesstimulation.

Der Besuchende begrüßt den Pflegebedürftigen zunächst, indem er sich körperlich und emotional auf dessen Augenhöhe begibt. Das heißt, er setzt sich zu ihm und reicht ihm die Hand. Menschen aus anderen Kulturkreisen sind ggf. mit einem Wangenkuss oder Handkuss zu begrüßen. Über die traditionellen Gesten gelingt es rasch, einen Zugang zur Erinnerung des Pflegebedürftigen herzustellen.

Für die eigentliche Aktivierung zeigen die Pflegenden kurz (anhand der Biografie ausgewählte) Alltagsgegenstände oder kleinformatige Naturmaterialen und geben sie dem Pflegebedürftigen in die Hand.

Die Auswahl der Gegenstände ist prinzipiell nicht begrenzt, besonders gut eignen sich z. B.:

- Tannenzapfen
- Rindenstücke
- Kieselsteine
- Knöpfe
- Schrauben
- Schlüssel
- Einkaufzettel

Hat der Pflegebedürftige diese Gegenstände erkannt, endet die Aktivierung mit einem Abschied, der ebenso persönlich ist wie die Begrüßung.

Als sehr praxistauglich haben sich die Fühlschnüre des Entwicklers der TTB, Bernd Kiefer, erwiesen. Es handelt sich um mehrere kleinere Gegenstände, die an einen Faden geknotet sind, den der Pflegebedürftige in die Hand bekommt. Geeignet sind z. B. Schwämme, Gummis, Schrauben, Perlen, Knöpfe, Muttern, Wäscheklammern, Schlüssel. Der Pflegebedürftige hat die Aufgabe, sie zu erkennen. Die Vorteile liegen darin, dass Pflegende ganz verschiedene Gegenstände griffbereit haben und die Aktivierung flexibel gestalten können.

3.2.3 Zehn-Minuten-Aktivierung

Das von der deutschen Maltherapeutin **Ute Schmidt-Hackenberg** entwickelte Konzept der Zehn-Minuten-Aktivierung richtet sich an demenziell erkrankte Menschen. Das mindestens einmal pro Tag anzubietende Programm spricht sie auf verschiedenen Ebenen an. Pflegende orientieren sich bei der Auswahl dieses Angebots an den individuellen Lebens- oder Alltagserfahrungen. Da Menschen mit Demenz sich oft nur kurzzeitig konzentrieren können, sollte das Programm nicht länger als zehn Minuten dauern (▶ Tab. 3.7).

Tab. 3.7 Checkliste zur Durchführung einer Zehn-Minuten-Aktivierung in der Gruppe [12]

Schritte	Inhalt
Begrüßung	• Anfangsritual, z. B. ein Lied
Thema	• Vorstellung des Schwerpunkts
Gegenstände zeigen/verteilen	• Aufmerksamkeit und Neugier erzeugen • Teilnehmer auffordern, Gegenstände aus der Kiste zu nehmen und ihre Eigenschaften zu spüren
Erinnerungen	• Gezielt nach Assoziationen fragen • Erfahrungen schildern lassen
Sinneseindrücke	• Nach Geruch, Farben, Oberflächenstruktur, Gewicht fragen • Gegenstände beschreiben lassen
Freiraum für Empfindungen	• Gefühle schildern lassen (müssen sich nicht unbedingt auf das Thema beziehen, sondern können von der Aktivierung ausgelöst sein)
Verabschiedung	• Rituelles Signal, z. B. Händeklatschen • Gemeinsames Einräumen der Utensilien
Nachbereitung und Dokumentation	• Biografiebögen erweitern (wenn sich neue Erkenntnisse ergeben haben) • Materialsammlung kritisch beurteilen (Gegenstände ersetzen, die geringes Interesse erzeugen) • Notizen für kommende Fallbesprechungen vervollständigen • Aktivierung in der personengebundenen Dokumentation festhalten • Leistungsnachweis führen

Das Angebot findet in kleinen homogenen Gruppen statt (weniger als zehn Teilnehmer), am besten regelmäßig zu einem festen Zeitpunkt. Es kann aber auch spontan in die freie Zeit eingebaut werden, weil es keiner umfangreichen Vorbereitung bedarf.
Zur Zehn-Minuten-Aktivierung arbeiten Pflegende mit Alltagsgegenständen und Materialien, die den Demenzkranken bekannt sind. Die Teilnehmer können diese Dinge anfassen oder ausprobieren. Geeignet sind alte Haushaltsgeräte (z. B. Bügeleisen, Waschbrett, Fleischwolf, Milchkanne, Sammeltasse), Handwerkszeug (z. B. Bohrer, Hammer, Nägel, Schraubenzieher), Wäschestücke, Hüte, Schuhe, Bilder, alte Zeitungen. Mit ihrer Hilfe lassen sich verschüttete Erinnerungen, aber auch Handlungsabläufe vergegenwärtigen. Außerdem regt die Aktivierung den Austausch in der Gruppe an.

Merke

Pflegende denken daran, dass viele Alltagsgegenstände vor allem den Erfahrungsschatz weiblicher Teilnehmerinnen ansprechen. Für Männer sollten sie Gegenstände verwenden, die deren gesellschaftlicher Rolle entsprechen, z. B. aus der Berufswelt.

Zur leichteren Verwendung und Organisation der Aktivierungs-Hilfsmittel bietet es sich an, die bereits gesammelten Gegenstände in Kisten thematisch zu ordnen (z. B. Haushaltsgegenstände, Tücher, Bilder, Handwerks- oder Handarbeitszeug). Diese Kisten sollten eine Liste des Inhalts enthalten sowie eine Kurzanleitung für die Zehn-Minuten-Aktivierung, damit bei Bedarf auch nicht eigens geschulte Pflegekräfte das Angebot leiten können. [1]

Tipps zur Durchführung

Bei der Zehn-Minuten-Aktivierung geht es darum, dass die Teilnehmer ins Gespräch kommen, Erfahrungen austauschen, sich an ihr Leben erinnern und Assoziationen zu den jeweiligen Gegenständen entwickeln. Damit sich innerhalb kurzer Zeit eine möglichst angeregte Atmosphäre entwickeln kann, beachten Pflegende einige grundsätzliche Regeln:

- Teilnehmer der Gruppe befinden sich auf ungefähr dem gleichen kognitiven Stand.
- Teilnehmer häufig direkt mit Namen ansprechen und zur Beteiligung ermuntern.
- Freundlich agieren und Körpersprache zum Einsatz bringen.
- In kurzen Sätzen sprechen, deutlich artikulieren.
- Geschlossene Fragen bevorzugen (Fragen, die mit ja und nein zu beantworten sind).
- Biografische Bedingungen der Teilnehmer berücksichtigen.
- Anforderungen an die Fähigkeiten der Teilnehmer anpassen (Überforderung vermeiden).

- Alle Kommentare aufgreifen.
- Beteiligung loben.
- Signalisieren, dass das Gesagte verstanden worden ist.
- Auch objektiv falsche Aussagen keinesfalls korrigieren.
- Regionale Besonderheiten (z. B. Dialekte, Gebräuche) berücksichtigen und ggf. ins Gespräch einbauen.

3.3 Gestaltung der Umgebung

3.3.1 Demenzgerechter Lebensraum

Menschen mit demenziellen Erkrankungen verlieren zunehmend die Fähigkeit, ihre Umwelt zu verstehen und in ihr sinnvoll zu handeln. Diese Defizite treten besonders dann auf, wenn ein Betroffener in ein neues Umfeld umzieht, z. B. in eine Hausgemeinschaft.
Der Wohn- und Lebensraum kann Menschen positiv beeinflussen, wenn er an ihre Fähigkeiten angepasst ist. Die räumliche Umwelt kann in diesem Zusammenhang eine **ausgleichende (kompensatorische)** und eine **therapeutische Funktion** haben (▶ Tab. 3.8).
Die kompensatorische Funktion einer auf die Fähigkeiten des Bewohners abgestimmten Gestaltung fördert:

- Wahrnehmung
- Situationsverständnis
- Orientierung

In ihrer therapeutischen Funktion kann die räumliche Gestaltung z. B. Verhaltensauffälligkeiten entgegenwirken, die vielfach im Rahmen einer Demenz auftreten (▶ Kap. 2.1). Ein an Demenz erkrankter Mensch kann sich den Umwelteinflüssen nicht entziehen. Wenn sie den Möglichkeiten des Betroffenen nicht entsprechen und ihn z. B. durch Reizüberflutung belasten, können Verhaltensauffälligkeiten wie Angst, Unruhe und Aggressivität entstehen. Ein Gestaltungskonzept, das Geborgenheit, Vertrautheit und emotionale Sicherheit vermittelt, mildert solche Wirkungen.

Tab. 3.8 Kompensatorische und therapeutische Aspekte der baulichen Gestaltung (nach Sybille Heeg) [7]

Kompensatorische Funktion (Beispiele)	
Erleichterung von Wahrnehmung, Situationsverständnis und Orientierung	• Übersichtlicher Grundriss • Flure ohne Sackgassen, Vermeiden von langen, verwinkelten Korridoren • Erkennbarkeit der Funktion von Räumen • Vermeidung von spiegelnden Flächen

3

Tab. 3.8 Kompensatorische und therapeutische Aspekte der baulichen Gestaltung (nach Sybille Heeg) [7] *(Forts.)*

Kompensatorische Funktion (Beispiele)	
Förderung vorhandener Fähigkeiten	• Inneneinrichtung mit Aufforderungscharakter • Angebot von Zeitungen, Büchern, großen Uhren
Therapeutische Funktion der Gestaltung (Beispiele)	
Regulierung von Umweltreizen	• Sanfte sensorische Anregung durch Musik, Geräusche, Gerüche
Vermittlung von Sicherheit und Geborgenheit	• Keine Stolperschwellen
Förderung von Sozialkontakten	• Gemeinschaftsbereiche, z. B. Ess- und Aufenthaltsräume, die für jeden selbstständig erreichbar sind und den Blickkontakt zum Pflegepersonal zulassen
Unterstützung von Selbstbestätigung und Eigenständigkeit	• Vermeiden von Barrieren
Ermöglichung von Privatheit und biografischer Kontinuität	• Ausstattung des Zimmers mit vertrauten Gegenständen

Merke

Der milieutherapeutische Gestaltungsansatz ermöglicht Menschen mit Demenz eine angemessene Teilnahme an den Alltagsaktivitäten. Das Gestaltungskonzept unterstützt auch die Arbeit der Pflegenden.

Wohnräume

Eine übersichtliche Architektur macht es den Bewohnern leichter, ihre Ziele im Blick zu behalten. Wichtige Aspekte sind:

- Flure enden nicht im Dunklen.
- Blickkontakt zu Gemeinschaftsräumen bleibt kontinuierlich möglich.
- Türen, die für sie zu öffnen sind, sind großformatig gekennzeichnet und geben einen Hinweis, was sich hinter ihnen verbirgt. Umgekehrt sind Türen, durch die Bewohner nicht eintreten sollen, z. B. von Funktionsräumen, nicht gekennzeichnet bzw. durch eine mit der Umgebung identischen Farbwahl versteckt.
- Einrichtungsgegenstände geben Hinweise, welchem Zweck Räume dienen, z. B. Mahlzeiten einnehmen, Schlafen, Kochen.

Die Biografiearbeit gibt Aufschluss darüber, wie die Lebensräume der Bewohner früher ausgesehen haben. Persönliche Gegenstände vermitteln Geborgenheit. Die Möblierung sowie Wohnaccessoires wie Bilder und Dekorationen helfen bei der Orientierung, unterstützen die Selbstständigkeit und vermitteln ein heimatliches Gefühl.

Merke

Bei der Aufstellung von Gegenständen im Zimmer eines demenzkranken Menschen ist sein bevorzugter Blickwinkel das entscheidende gestalterische Kriterium. Vom Sitzplatz oder vom Bett aus soll er die für ihn wichtigen Dinge ungehindert sehen können.

Durchdachte Licht- und Farbkonzepte sind für die Gestaltung von Lebensräumen für Menschen, die an Demenz erkrankt sind, besonders wichtig. Sie bilden die Voraussetzung für eine ungestörte Wahrnehmung. Deshalb ist es wichtig, alle Bereiche der Wohnräume gut auszuleuchten. Dies dient nicht nur der Vermeidung von demenztypischen Verkennungen, die durch Schatten verstärkt auftreten können, sondern auch der Sicherheit, weil damit z. B. das Risiko von Stürzen sinkt.
Bei der Anpassung der Lichtstärke ist zu bedenken, dass demente Menschen Hilfsmittel, z. B. Brillen, häufig vergessen. Außerdem lässt sich die Frage, ob die jeweils verwendete Brille die eingeschränkte Sehfähigkeit angemessen korrigiert, von Menschen mit erheblicher Kognitionseinschränkung oft nicht beantworten.
Barrierefrei gestaltete Wohnräume, Gebäude und Freiflächen gleichen körperliche Unsicherheiten aus und lassen den Einsatz von Gehhilfen zu. Einrichtungen mit einem wohnlichen Charakter geben den Bewohnern Sicherheit, da sie das Gefühl vermitteln, nicht in einer Institution zu sein. Gemeinschaftsräume ermöglichen eine gemeinsame Alltagsgestaltung und fördern die Sozialkontakte. Menschen mit einer Demenzerkrankung brauchen aber auch leicht erreichbare Rückzugsmöglichkeiten. [1]

LESE- UND SURFTIPP

Demenz Support Stuttgart – Einrichtung für Informationstransfer: www.demenz-support.de
Deutsche Alzheimer Gesellschaft e. V.: www.deutsche-alzheimer.de

3.3.2 Lebensformen für demenzkranke Menschen

Zuhause

3

Die Anpassung privater Wohnungen an die veränderten körperlichen und geistigen Fähigkeiten eines Menschen ist eine Voraussetzung, um zu Hause wohnen zu können. Bei zunehmender Bewegungseinschränkung stellt sich die Frage, inwieweit Hilfsmittel wie Rollatoren oder Rollstühle in der Wohnung benutzt werden können. Dazu müssen vor allem die Türen breit genug sein und die Wohnung sollte auf einer Ebene und ohne Stufen konzipiert sein. Auch Treppen, wie sie an den Eingängen zu den meisten Häusern üblich sind, können die Bewegungsfreiheit der Bewohner erheblich einschränken.

LESE- UND SURFTIPP

Bundesarbeitsgemeinschaft Wohnungsanpassung e.V.: www.wohnungsanpassung.de

Um den eigenen Haushalt so lange wie möglich eigenständig führen zu können, ist eine umfangreiche **Infrastruktur** in der Nachbarschaft nötig. Geschäfte, Ärzte, Apotheken, kulturelle und soziale Treffpunkte sollten sich in der Nähe befinden und gut erreichbar sein. Neben professionellen Dienstleistern für Pflege und Hauswirtschaft ergänzen ehrenamtliche Helfer, Angehörige und Freunde das Betreuungsangebot. Folgende Dienstleistungen sollten zur Verfügung stehen:

- Mahlzeitenservice
- Hilfe im Haushalt
- Einkaufsdienste
- Hausmeisterservice
- Friseur (Hausbesuche)
- Fahr- und Begleitdienste
- Besuchsdienste

Viele Kommunen haben Broschüren erstellt oder weisen im Internet auf das ortsansässige Leistungsangebot hin. [1]

Gemeinschaftliche Wohnform

Definition

Gemeinschaftliches Wohnen: selbstständig organisierte Lebensform, die im Gegensatz zu stationären Institutionen meist durch eine Trennung pflegerischer Dienstleistung vom Angebot des Wohnraums gekennzeichnet ist.

Zu den Konzepten des gemeinschaftlichen Wohnens gehören Wohngemeinschaften und Hausgemeinschaften (▸ Tab. 3.9).

Tab. 3.9 Haus- und Wohngemeinschaften im Vergleich

Wohnprojekt	Kennzeichen	Zielgruppen
Wohngemeinschaft	• Jedes Mitglied verfügt über ein eigenes Zimmer • Gemeinschaftsräume wie Küche, Wohn- und Essbereich werden von allen genutzt	• Menschen einer Altersgruppe • Menschen aus unterschiedlichen Altersgruppen (Mehrgenerationen-Wohnen)
Hausgemeinschaft	• Jedes Mitglied verfügt über eine eigene Wohnung • Zusätzliche Gemeinschaftsräume sind vorhanden	• Menschen einer Altersgruppe • Menschen aus unterschiedlichen Altersgruppen (Mehrgenerationen-Wohnen)

Der Träger dieser Gemeinschaft, z. B. ein Verein, entwickelt das Wohnprojekt von der Planung über die Finanzierung bis zur Fertigstellung in Kooperation mit Fachleuten. Es ist möglich, bestehende Immobilien entsprechend umzubauen oder ein neues Gebäude errichten zu lassen. In einigen Kommunen sind solche gemeinschaftlichen Wohnformen bereits in die städtebaulichen Überlegungen einbezogen. Dies ermöglicht die Einrichtung einer optimalen Infrastruktur.
Ein wichtiger Bestandteil solcher Konzepte kann die **Nachbarschaftshilfe** sein, die ihre Mitglieder unterstützt. Zusätzlich sind professionelle Dienstleister erforderlich, die über ein angemessenes Leistungsspektrum verfügen. Die Wohnprojekte sollten in der Nähe Einkaufsmöglichkeiten, ein kulturelles Angebot und soziale Dienstleister bieten.
Die Gemeinschaft bestimmt, wer Mitglied wird, die Organisationsform und die Architektur, die den Kriterien der Barrierefreiheit folgen sollte. [1]

LESE- UND SURFTIPP

Bundesvereinigung Forum Gemeinschaftliches Wohnen e. V.: http://verein.fgw-ev.de/
Schader-Stiftung: www.schader-stiftung.de
Stiftung trias: www.stiftung-trias.de

Wohnen mit erhöhtem Pflegebedarf

Einrichtungen des Wohnens mit erhöhtem Pflegebedarf kombinieren überwiegend das Angebot von Wohnraum mit dem spezifischer Dienstleistungen, z. B. Pflege, Hauswirtschaft, Betreuung und Beschäftigung.

Die vielfältigen Angebote unterscheiden sich vor allem darin, ob jemand eine eigene Wohnung oder nur ein Zimmer bewohnt. Andererseits ist die Frage wichtig, ob der Bewohner die einzelnen Dienstleistungen frei wählen und individuell abrufen kann, wie im **betreuten Wohnen,** oder ob er vertraglich verpflichtet ist, die Dienstleistungen ausschließlich von einem Anbieter zu beziehen. [1]

Betreutes Wohnen

Definition

Betreutes Wohnen (Service-Wohnen): Das Leistungsangebot besteht aus einer barrierefreien Wohnung/Wohnanlage sowie Grundleistungen (allgemeine Betreuungsleistungen) und Wahlleistungen (weitergehende Betreuungsleistungen).

Im betreuten Wohnen hat jeder Bewohner seine eigene Wohnung, die er mieten oder kaufen kann. Neben dem Miet- bzw. Kaufvertrag gibt es einen Serviceleistungsvertrag, der zusätzlich abgeschlossen wird. Hierin enthalten sind die Grundleistungen, die pauschal für jeden Mieter bzw. Eigentümer berechnet werden, z. B. ein Haus-Notrufsystem. Die Wahlleistungen werden je nach Bedarf (also nach erbrachter Leistung) abgerechnet, z. B. Pflegeleistung. Die Anbieter können frei gewählt werden. Gemeinschaftsräume fördern soziale Kontakte.
Ziel des Betreuten Wohnens ist die selbstständige Lebensführung in der eigenen Wohnung, im Bedarfsfall mit Unterstützung.
Inwieweit der jeweilige Dienstleister die Versorgung bei zunehmender Pflegebedürftigkeit sicherstellen kann, hängt von seiner Struktur und Kompetenz sowie der Schwere der Pflegebedürftigkeit ab. [1]

Stationäre Pflegeeinrichtung

Definition

Stationäre Pflegeeinrichtung: Angebot, das nach den Vorgaben des Wohn- und Betreuungsvertragsgesetzes sowie Vorschriften der einzelnen Bundesländer ältere Menschen oder pflegebedürftige oder behinderte Volljährige aufnimmt, ihnen Wohnraum überlässt sowie Betreuung und Verpflegung zur Verfügung stellt.

Stationäre Pflegeeinrichtungen bieten ein Versorgungskonzept, das eine 24-stündige Betreuung und Pflege gewährleistet. Pflegebedürftige Bewohner schließen einen Vertrag mit dem Träger ab, der u. a. sämtliche Kosten und Leistungen im Detail auflistet. Hierzu zählen Miete und Verpflegungskosten, Kosten für die Reinigung der Räume, Wäschereinigung und Pflegekosten bezogen auf die Pflegestufen.
Die Bewohner wohnen in einem Einzel- oder Doppelzimmer. Bauliche Mindestanforderungen, bezogen auf den Grundriss und die Ausstattung,

sind in verschiedenen Vorschriften auf Länder- und Bundesebene festgelegt, die z. B. die Größe des Wohnschlafraums bestimmen. [1]

Merke

Die Kontrolle von stationären Pflegeeinrichtungen liegt in der Hand von Gesundheitsbehörden und dem Medizinischen Dienst der Krankenversicherungen.

Bevor man sich für eine stationäre Pflegeeinrichtung entscheidet, ist es geraten, sich eingehend über das dort realisierte pflegerische Konzept und die Angebote zu informieren. Viele Einrichtungen bieten zu diesem Zweck die Möglichkeit des **Probewohnens** an, mit dessen Hilfe ein pflegebedürftiger Mensch herausfinden kann, ob die haustypische Atmosphäre ihm zusagt.

Drei-Welten-Konzept

Der Mediziner **Christoph Held** entwickelte mit dem Drei-Welten-Konzept eine dynamische Betreuungsstruktur für Menschen mit Demenz, die in stationären Einrichtungen leben.
Sie berücksichtigt das jeweils dominante Erleben der Betroffenen und führt sie in homogene Gruppen zusammen.
Die Betreuung dieser Gruppen orientiert sich eng an den Bedürfnissen der Bewohner und macht ihnen passende Angebote. Sie unterscheiden sich bezüglich des herrschenden Milieus, der gelebten Beziehungsformen sowie den Elementen der Anregung und Entspannung.
Das Konzept akzeptiert die Abnahme der Kompetenzen, konzentriert sich jedoch gleichzeitig auf die allgemeine Förderung sowie den Erhalt der Fähigkeiten.
Wenn ein Bewohner im Zuge seiner Erkrankung in die Kategorien einer anderen (in dem Konzept definierten) Erlebniswelt wechselt, zieht er innerhalb der Einrichtung in eine Wohngruppe um, die auf genau diese neuen Bedürfnisse ausgerichtet ist.
Mit einem solchen Wechsel verknüpft sich im Drei-Welten-Konzept keineswegs ein Versagen, sondern in dieser Struktur kommt lediglich eine besondere Flexibilität der Betreuung zum Ausdruck. Da die andere Umgebung ganz auf die veränderten Eigenschaften des Erkrankten abgestimmt ist, entsteht ein Schutz vor Überforderung und der Betroffene kann sich durchgängig als gleichwertiger Teil der ihn umgebenden Gesellschaft erfahren.
Die Stufen des Drei-Welten Konzepts sind im Folgenden skizziert. [7]

Kognitive Erfolglosigkeit

Menschen mit leichter Demenz sind in ihrer Merkfähigkeit eingeschränkt. Sie zeigen Wortfindungsstörungen sowie Schwierigkeiten, sich zu konzentrieren. Es fällt ihnen schwer, sich an Absprachen oder Termine zu erinnern und Gesprächen aufmerksam zu folgen.

Die Betroffenen nehmen ihre Beeinträchtigungen wahr und versuchen, sie zu überspielen. Im fortschreitenden Krankheitsprozess fällt es ihnen immer schwerer, unauffällig zu bleiben, da sich ihre Fehlleistungen häufen. Deshalb geraten sie im Kontakt mit anderen Menschen immer stärker unter Druck und befinden sich schließlich in permanenter Anspannung. Es gelingt ihnen trotz aller Bemühungen immer seltener, die Fassade einer selbstverständlichen Kompetenz aufrecht zu erhalten.

Häufig ziehen sich die Betroffenen so weit wie möglich von Sozialkontakten zurück, um Kränkungen zu vermeiden und das eigene Versagen nicht erleben zu müssen. Sie haben ein großes Bedürfnis nach Entspannung und Stärkung des Selbstwertgefühls sowie nach angenehmen, bedrohungsfreien Sozialkontakten.

Ziele der Betreuung und Pflege in dieser Welt sind:

- Entspannung und Entlastung
- Schutz vor Bloßstellung
- Stärkung des Selbstwertgefühls durch angemessene Begleitung, Beziehungs- und Milieugestaltung

Die Erkrankten wohnen in einer Kleingruppe und sind von Pflegenden begleitet, die diskrete Unterstützung anbieten. Der Tagesablauf ist geregelt, aber nicht starr vorgegeben. Die Bewohner beteiligen sich an haushaltstypischen Tätigkeiten, da die Wohngruppe familienähnlich organisiert ist.

Kognitive Ziellosigkeit

Diese Erlebenswelt ist der mittleren bis schweren Ausprägung einer Demenz zugeordnet.

In dieser Phase der Erkrankung können die Betroffenen immer weniger geplant bzw. absichtsvoll handeln. Auf Ansprache, die nonverbal (mit Gesten und Mimik) begleitet ist, reagieren sie häufig spontan zugewandt und angemessen, da die Schwingungsfähigkeit im Gegensatz zur verbalen Kommunikationsfähigkeit meist weitgehend intakt ist. Vor allem Gefühlsbotschaften können sie nonverbal mitteilen und verstehen.

Die Erkenntnisfähigkeit und die Orientierung sind jedoch stark beeinträchtigt, sodass die Betroffenen Umgebung, Gegenstände und Personen nicht wiedererkennen, sondern bei jedem Kontakt neu entdecken, z. B. über Betrachten, Tasten oder Schmecken. Ihre Aufmerksamkeit ist schnell abgelenkt. Die Erkrankten laufen viel scheinbar ziellos oder suchend umher und sind dabei von inneren oder äußeren Impulsen gesteuert. Der Unterschied zwischen „Dein“ und „Mein“ löst sich auf und der Sinn für gesellschaftliche Verhaltensregeln geht verloren.

Ziele der Betreuung und Pflege in dieser Welt sind:

- Zulassen von Absichtslosigkeit und Spontanität
- Schutz vor psychischen und physischen Verletzungen
- Kontakt und Verständigung mit den Betroffenen

Für die milieutherapeutische Unterstützung sieht das Konzept in dieser Phase eine Umgebung vor, die dem Bewegungsdrang genügend Raum lässt, Schutz vor Gefahren und Anregungen bietet sowie die Entspannung fördert.

Im Kontakt mit den Betroffenen geht es vor allem darum, mittels therapeutischer Beziehungsgestaltung (bedingungslose Wertschätzung, Kongruenz, Empathie) Stress zu reduzieren und individuelle Autonomie zu fördern. Die Pflegenden agieren mit Toleranz, Flexibilität und Gelassenheit.

Kognitive Schutzlosigkeit

In der weit fortgeschrittenen Phase der Demenz sind die Betroffenen weder verbal noch nonverbal in der Lage, ihre Bedürfnisse und Empfindungen zu äußern. Sie können keine gezielten Bewegungen ausführen, sind nicht fähig, zu gehen, zu stehen oder den Körper eigenständig in einer bestimmten Position zu halten. Am Ende steht die vollständige Immobilität. Sie bezieht sich auch auf die Unfähigkeit der Nahrungs- und Flüssigkeitsaufnahme, weil auch der Schluckakt nicht mehr gelingt.

In dieser Welt erleben die Erkrankten ein völliges Ausgeliefertsein. Sie sind Reizen, die von außen kommen, schutzlos ausgesetzt.

Ziele der Betreuung und Pflege in dieser Welt sind:

- Erzeugung von relativem Wohlbefinden durch das Angebot von anregenden bzw. individuell als angenehm empfundenen Reizen bei gleichzeitigem Schutz vor Reizüberflutung und Stress
- Vermeidung von Schmerz
- Unterstützung bei der Empfindung des eigenen Körpers, seiner Lage im Raum sowie seiner Grenzen [7]

Allianz für Menschen mit Demenz

Die Allianz für Menschen mit Demenz ist eine Initiative der Bundesregierung, die seit dem Jahr 2012 besteht. [13] Die Allianz für Menschen mit Demenz gehört zur sog. **Demografiestrategie** der Bundesregierung, die das Ziel verfolgt, jedem Menschen entsprechend seiner Lebenssituation und seinem Alter Chancen zu eröffnen, sich individuell zu entwickeln und persönliche Ideen vom Leben umzusetzen. Hierbei wird u. a. ein besonderes Augenmerk auf die Lebensqualität von Menschen mit Demenz und deren Angehörige gelegt. Zentrale Punkte der Allianz sind das Altern in Würde sowie eine qualitativ hochwertige Versorgung und Pflege von Menschen mit Demenz.

Verschiedene Partner sind an dieser Initiative beteiligt, um einen Beitrag zur Verbesserung der Lebenssituation von Menschen mit Demenz und deren Angehörigen zu leisten. Hierbei wird das Thema **Inklusion** stark in den Fokus gerückt.

Die Allianz für Menschen mit Demenz berücksichtigt die verschiedensten Handlungsfelder, um eine weitreichende Versorgung von Menschen mit Demenz in den Blick zu nehmen. Zu diesen gehören z. B. Wissenschaft und Forschung (klinische-, Alters-, Versorgungs-, Pflegeforschung), gesellschaftliche Verantwortung (z. B. gesellschaftliche Teilhabe, rechtliche Fragen), Unterstützung von Menschen mit Demenz und deren Familien und die Gestaltung von Unterstützungs- und Versorgungsstrukturen.

Im Zuge der Initiative sind zahlreiche **lokale Allianzen** entstanden, die kleine Hilfenetzwerke darstellen. [14] Sie wollen gesellschaftliche Teilhabe und wohnortnahe Unterstützung bieten. Außerdem soll die Gesellschaft für den Umgang mit dem Thema Demenz sensibilisiert werden.
Bei den lokalen Allianzen schließen sich Bürgerinnen und Bürger, Vereine, Unternehmen, Bildungseinrichtungen, Kirchengemeinden, Selbsthilfe, Versorgungsanbieter, Politik und Kommunalverwaltungen zusammen. [15] Diese bieten verschiedene soziale, kulturelle, aber auch sportliche Angebote an. Dazu gehören u. a. Angehörigengruppen, Gesprächskreise, verschiedene Kulturangebote, Urlaubsangebote, Serviceangebote wie Betreuungsgruppen und Begegnungsangebote oder Tanz-, Musik- und Filmveranstaltungen.

3.4 Recht und Finanzierung

3.4.1 Rechtliche Grundlagen der Versorgung dementer Menschen

Grundrechte

Definition

Grundrechte: grundlegende, individuelle Rechte, die durch die Verfassung garantiert sind. Über die Grundrechte ist der Staat gebunden und seine Macht gegenüber dem Einzelnen begrenzt. In erster Linie wirken die Grundrechte als **Abwehrrechte** der Bürgers gegen den Staat. Mittelbar können sie sich auch auf das Verhältnis der Bürger untereinander auswirken.

In Deutschland sind die Grundrechte im Grundgesetz (GG) geregelt. Das Grundgesetz ist die Verfassung der Bundesrepublik Deutschland. Es steht über allen anderen deutschen Rechtsnormen.
Die Grundrechte stehen wegen ihrer hohen Bedeutung in Abschnitt 1 des Grundgesetzes und bestehen aus 19 Artikeln. Neben dem expliziten Abschnitt I der Grundrechte finden sich auch an anderen Stellen des Grundgesetzes Regelungen, die den Grundrechten gleichgestellt sind.
Für pflegebedürftige Menschen ist von höchster Bedeutung, dass sie – ganz unabhängig von ihrer körperlichen und geistigen Verfassung – von Seiten des Staates stets den Schutz ihrer Menschenwürde erwarten können. Dazu sagt das Grundgesetz in seinem ersten Artikel unmissverständlich: „*Die Würde des Menschen ist unantastbar. Sie zu achten und zu schützen ist Verpflichtung aller staatlichen Gewalt.*“

Artikel 2 führt ergänzend aus: „*Jeder hat das Recht auf Leben und körperliche Unversehrtheit. Die Freiheit der Person ist unverletzlich. In diese Rechte darf nur auf Grund eines Gesetzes eingegriffen werden.*"
In Artikel 3 nimmt das Grundgesetz Bezug auf die Situation von Menschen, die einen Teil ihrer Fähigkeiten verloren haben: „*Niemand darf wegen seines Geschlechtes, seiner Abstammung, seiner Rasse, seiner Sprache, seiner Heimat und Herkunft, seines Glaubens, seiner religiösen oder politischen Anschauungen benachteiligt oder bevorzugt werden. Niemand darf wegen seiner Behinderung benachteiligt werden.*"
Aufgrund dieser Selbstverpflichtungen, die an prominenter Stelle platziert sind, können auch Menschen mit Demenzerkrankungen vom Staat Unterstützung erwarten.

Wahrung der Grundrechte

Das **Bundesverfassungsgericht** ist ein unabhängiges Verfassungsorgan und bewahrt die Funktion der Grundrechte sowie das politische und staatsorganisatorische System. Im Falle einer Verletzung der Grundrechte (durch staatliches Einwirken) hat jeder Einzelne das Recht, vor diesem Gericht seine Grundrechte kostenfrei einzuklagen.

Einschränkungen der Grundrechte

Zum Schutz der Allgemeinheit und der Interessen von Einzelpersonen bedarf es einiger Einschränkungen der Grundrechte. Diese sind jedoch nur innerhalb der rechtmäßigen Gesetze möglich, da ansonsten die Gefahr bestünde, dass die Grundrechte außer Kraft gesetzt würden:

Unmittelbare Schranken Diese Einschränkungen sind in den jeweiligen Wortlauten der Grundrechte selbst enthalten.

Gesetzesvorbehalt Einige Grundrechte enthalten Bestimmungen, die eine Einschränkung durch ein anderes Gesetz vorsehen.

Verfassungsimmanente Schranken Wenn gleichrangige Grundrechte gegenseitig in Konkurrenz treten, ist im Einzelfall zu entscheiden, ob und in welchem Ausmaß die betroffenen Grundrechte beschränkt werden müssen. Ausnahme für eine solche Einschränkung bildet der Artikel 1 des Grundgesetzes.

Grundrechtsmissbrauch Wer die Grundrechte zum Kampf gegen die freiheitlich-demokratische Grundordnung missbraucht, verwirkt diese Grundrechte. Die Verwirkung **(Aberkennung)** und ihr Ausmaß dürfen nur durch das Bundesverfassungsgericht ausgesprochen werden.

LESE- UND SURFTIPP

Grundgesetz der Bundesrepublik Deutschland: www.gesetze-im-internet.de/bundesrecht/gg/gesamt.pdf

3

Betreuungsrecht

Definition

Betreuungsrecht: regelt, unter welchen Voraussetzungen, wie und in welchem Umfang vom Gericht ein Betreuer bestellt wird.

Das Betreuungsrecht ist im Bürgerlichen Gesetzbuch (**BGB**) als Teil des Familienrechts geregelt (BGB §§ 1896–1908k). Das Betreuungsrecht wurde eingerichtet, um hilfsbedürftigen Personen den notwendigen Schutz und die gebotene Fürsorge bei gleichzeitiger Erhaltung der größtmöglichen Selbstbestimmung zu gewähren.

Für wen eine gesetzliche Betreuung eingerichtet werden kann, ist im Betreuungsgesetz (§ 1896 BGB) niedergelegt. Sie kommt nur für Volljährige infrage, die aufgrund einer psychischen Krankheit, einer körperlichen, geistigen oder seelischen Behinderung nicht in der Lage sind, ihre Angelegenheit selbst ganz oder teilweise zu regeln.

Eine Betreuung darf immer nur vom Vormundschaftsgericht angeordnet werden. Das Gericht prüft genau, ob eine grundsätzliche Notwendigkeit für die Betreuung besteht und in welchen Bereichen der Hilfsbedürftige die Unterstützung eines Betreuers benötigt. Dazu können gehören:

- Vermögenssorge
- Gesundheitsfürsorge
- Aufenthaltsbestimmung
- Regelung der Wohnungsangelegenheiten
- Vertretung gegenüber Behörden

Merke

Eine Betreuung berührt nicht die **Geschäftsfähigkeit** des Betroffenen. Geschäftsunfähigkeit kann zu einer Betreuung führen, aber die Betreuung führt nicht automatisch zur Geschäftsunfähigkeit. Geschäftsunfähigkeit liegt vor, wenn ein Mensch sich in einem Zustand befindet, in dem seine freie Willensbildung wegen krankhafter Störung seiner Geistestätigkeiten ausgeschlossen ist.

Betreuungsverfahren

Das Vormundschaftsgericht am Amtsgericht des Ortes, an dem der Betroffene wohnt, führt das Betreuungsverfahren. Es kann entweder von Amts wegen oder auf Antrag eingeleitet werden. Die Inhalte des Betreuungsverfahrens sind im Betreuungsrecht geregelt und daher zwingend einzuhalten. Dazu gehören:

- Einleitung des Verfahrens, ggf. Bestellung eines Verfahrenspflegers
- Persönliche Anhörung durch den zuständigen Vormundschaftsrichter
- Sachverständigengutachten
- Amtlicher Beschluss

Merke

Damit es nach einem Unfall, im Alter oder bei einer plötzlich auftretenden schweren Krankheit nicht erforderlich ist, einen gesetzlichen Betreuer zu bestellen, sollte jeder einzelne Mensch rechtzeitig Vorsorge treffen. Dazu müssen die vorsorglichen Regelungen, die jeder für sich individuell bestimmen kann, in einer Vorsorge- oder Altersvollmacht (siehe unten) festgehalten werden. Pflegekräfte sollten Pflegebedürftige oder deren Angehörige immer nach dem Bestehen einer solchen Vollmacht fragen und diese – wenn vorliegend – im Dokumentationssystem hinterlegen.

Einstweilige Anordnung

Wenn schnell gehandelt werden muss, kann das Gericht in einem verkürzten Verfahren durch eine einstweilige Anordnung einen vorläufigen Betreuer bestellen, den Aufgabenbereich erweitern, einen einstweiligen Einwilligungsvorbehalt anordnen oder auch einen Betreuer entlassen. Solche Eilmaßnahmen sind jedoch nur unter bestimmten Voraussetzungen zulässig und dürfen nicht länger als ein Jahr gültig bleiben. Ebenfalls hat das Gericht die Möglichkeit, in besonders eiligen Fällen (wenn noch kein Betreuer bestellt ist) selbst die notwendigen Maßnahmen zu treffen.

Gesetzliche Betreuer

Wird durch das Vormundschaftsgericht eine Betreuung für notwendig erachtet, setzt es einen gesetzlichen Betreuer ein. Dieser übernimmt die gesetzliche Vertretung innerhalb des verfügten Aufgabenbereichs. Gesetzliche Betreuer können Verwandte, nahestehende, aber auch fremde Personen sein. Hierbei hat der Wunsch des Betreuten Vorrang vor anderen Interessen. Ein Betreuer muss volljährig und geeignet sein, die erforderlichen Angelegenheiten für und im Sinne des Betreuten zu regeln und ihn dabei in dem erforderlichen Umfang zu unterstützen.
Der Betreuer hat in dem festgelegten Aufgabenbereich folgende Pflichten:

Gesetzliche Vertretung In seinem Aufgabenbereich vertritt der Betreuer den Betreuten gerichtlich und außergerichtlich (§ 1902 BGB).

Persönliche Betreuung Die Betreuung darf sich nicht nur auf die Erledigung von Schriftverkehr beschränken, sondern muss auch den persönlichen Kontakt gewährleisten (§ 1901 BGB).

Berücksichtigung des Wohls und der Wünsche des Betreuten Der Betreuer hat die Angelegenheiten so zu erledigen, wie es dem Wohl und dem Wunsch des Betroffenen entspricht (§ 1901 Abs. 2 BGB).

Einhaltung der Informationspflicht und ggf. Genehmigung des Vormundschaftsgerichts (z.B. bei Wohnungsauflösungen §1907 BGB).
Um vorzusorgen, kann jeder in einer Betreuungsverfügung (siehe unten) niederschreiben, wen er sich im Falle eines Betreuungsbedarfs als Betreuer wünscht und welche Aspekte ihm dabei besonders wichtig sind. Diese

Betreuungsverfügungen können beim Vormundschaftsgericht hinterlegt oder auch Teil einer Vollmacht sein. [7]

ACHTUNG

Die Entscheidung über das Öffnen und das Anhalten der Post gehören nur dann zum Aufgabenbereich des Betreuers, wenn das Gericht dies ausdrücklich angeordnet hat (§ 1896 BGB).

Ärztliche Maßnahmen

Im Bereich der Pflege beziehen sich die Aufgaben des Betreuers oftmals auch auf die Gesundheitsfürsorge und die Aufenthaltsbestimmung. Das Gesetz enthält detaillierte Vorschriften für besonders wichtige Angelegenheiten in diesen Bereichen.

Untersuchung, Heilbehandlung, ärztlicher Eingriff Der Arzt darf Maßnahmen nur durchführen, wenn der Betroffene ausreichend über die mit der Maßnahme verbundenen Risiken aufgeklärt wurde und darin einwilligt. Selbst wenn der Betroffene einen Betreuer hat, kann er nur selbst in die Maßnahme einwilligen. Dazu muss er **einwilligungsfähig** sein, d. h. in der Lage, die Art, Bedeutung und Tragweite der beabsichtigten Maßnahme zu erfassen.

Ist der Betroffene einwilligungsunfähig, darf der Betreuer nach der notwendigen ärztlichen Aufklärung über die Maßnahme entscheiden. Dabei gilt, dass dies so weit wie möglich mit dem Betreuten zu besprechen ist und die Maßnahme nicht im Konflikt mit seinem Wohl und seinen Wünschen steht.

Die Einwilligung bedarf der Genehmigung des Gerichts, wenn die begründete Gefahr besteht, dass der Betreute aufgrund der Maßnahme stirbt oder einen schweren, länger anhaltenden gesundheitlichen Schaden nimmt und mit einem Aufschub keine Gefahren verbunden sind (§ 1904 Abs. 1 BGB).

Hat der Betroffene keinen gesetzlichen Vertreter und ist er nicht einwilligungsfähig, darf die ärztliche Maßnahme nur dann durchgeführt werden, wenn Gefahr für Leib und Leben besteht. Grundsätzlich ist in diesen Fällen das Vormundschaftsgericht einzuschalten.

Unterbringung

Unter bestimmten Voraussetzungen können Betreuer einen Betreuten mit Genehmigung des Gerichts in einer geschlossenen Einrichtung (z. B. psychiatrisches Krankenhaus, psychiatrische Klinik, geschlossener gerontopsychiatrischer Wohnbereich) unterbringen. Die Voraussetzungen sind in § 1906 Abs. 1 BGB näher bestimmt. Eine Unterbringung ist demnach nur zulässig, wenn die Gefahr einer erheblichen gesundheitlichen Selbstschädigung oder Selbsttötung besteht oder wenn eine notwendige ärztliche Maßnahme ohne Unterbringung nicht durchgeführt werden kann.

Unterbringungsähnliche Maßnahmen

Definition

Unterbringungsähnliche Maßnahmen: Pflegebedürftige halten sich in einer Anstalt, einem Heim oder einer sonstigen Einrichtung auf, ohne untergebracht zu sein. Ihnen ist durch mechanische Vorrichtungen, Medikamente oder auf andere Weise über einen längeren Zeitraum oder regelmäßig die Freiheit entzogen (§ 1106 Abs. 4 BGB).

Solche unterbringungsähnlichen (freiheitsentziehenden) Maßnahmen sind z. B.:

- Bettgitter
- Leibgurt am Bett oder Stuhl
- Jede Art der Fixierung
- Abschließen des Zimmers oder eines Wohnbereichs, wenn die Öffnung auf Wunsch des Betroffenen nicht jederzeit und sofort möglich ist
- Medikamente, die in erster Linie das Ruhigstellen des Betroffenen bezwecken

Diesen Maßnahmen muss der Betroffene, sofern er einwilligungsfähig ist, selbst zustimmen. Ansonsten gelten die gleichen Vorschriften wie für die ärztlichen Maßnahmen.

Wenn Gefahr im Verzug ist, also ein Erkrankter unmittelbar bedroht ist, sich oder andere schwer zu schädigen, können Pflegende zur Abwendung dieser Gefahr eine angemessene freiheitsentziehende Maßnahme anwenden. Sie sind verpflichtet, dies umfassend zu dokumentieren und so schnell wie möglich den Arzt zu informieren, der dann ggf. die Maßnahme anordnet bzw. eine gerichtliche Genehmigung einholt. Grundsätzlich darf eine freiheitsentziehende Maßnahme nur so lange angewendet werden, wie sie unbedingt nötig ist. Das heißt, es ist eine pflegerische Pflicht, solche Maßnahmen fortlaufend kritisch zu beurteilen.

Merke

Der Tatbestand eines Entzugs der Freiheit ist nur an Menschen zu erfüllen, die über die Fähigkeit verfügen, sich fortzubewegen. Deshalb fällt z. B. das Anbringen von Seitengittern am Bett eines weitgehend bewegungsunfähigen Menschen nicht in diese Kategorie. Hingegen ist auch die Beschränkung der Bewegungsfreiheit von vollständig desorientierten aber bewegungsfähigen Menschen in jedem Fall eine Freiheitsentziehung. Die Tatsache, dass der Betroffene durch seine mangelnde Einsichtsfähigkeit sich und andere Menschen gefährden könnte, rechtfertigt eine Beschränkung allein noch **nicht.** Professionelle Pflegende benötigen für solche Maßnahmen **immer** eine ärztliche Anordnung, die auf einer richterlichen Genehmigung beruhen muss.

Patientenverfügung

Definition

Patientenverfügung: Festlegung des Willens bezüglich ärztlicher Eingriffe oder Heilbehandlungen in einer konkreten Behandlungssituation.

3

Oft sind Patientenverfügungen verbunden mit der Forderung nach palliativmedizinischer Versorgung und weiteren Willensbekundungen des Betroffenen.

Eine Patientenverfügung muss schriftlich niedergelegt und vom Verfügenden eigenhändig unterschrieben (oder notariell beglaubigt) sein.

Die Patientenschutzorganisation **Deutsche Hospiz Stiftung** (DHS) empfiehlt, sie außerdem durch Hausarzt und Bevollmächtigte gegenzeichnen zu lassen. Bei Patientenverfügungen, die vor vielen Jahren abgefasst wurden, könnte die Frage entstehen, ob sich die Haltung der verfügenden Person in der Zwischenzeit verändert hat. Darum ist empfohlen, die Patientenverfügung z. B. jährlich zu bestätigen bzw. zu korrigieren.

Es ist notwendig, dass die Krankheitssituationen und Behandlungsmöglichkeiten, die der Verfügende für diese Umstände wünscht oder nicht wünscht, möglichst konkret benannt sind. Deshalb ist es sinnvoll, sich beim Abfassen der Patientenverfügung z. B. durch den Hausarzt, die DHS oder durch Hospizvereine beraten zu lassen. Daneben gibt es auch zahlreiche Muster und vorformulierte Textbausteine, die dem Patienten ermöglichen sollen, eine eindeutige Verfügung zu formulieren. Angeboten werden diese z. B. vom Bundesministerium für Justiz (siehe Lese- und Surftipp).

Ein Problem beim Umgang mit Patientenverfügungen ist, dass die medizinischen Situationen oft so komplex sind, dass der Patient die genaue Situation, in der er sich befinden könnte, meist nicht detailliert abschätzen kann und seinen Willen daher nicht ausreichend deutlich formuliert. Die DHS hat für Konflikte eine Schiedsstelle eingerichtet (siehe Lese- und Surftipps). [3]

LESE- UND SURFTIPP

Auf der Website des Bundesministeriums der Justiz findet sich eine umfassende Broschüre über Patientenverfügungen, die auch geeignete Textbausteine enthält: www.bmj.de
Deutsche Hospiz- und Palliativ Stiftung: www.dhp-stiftung.de

Vorsorgevollmacht

Alternativ oder ergänzend zu einer Patientenverfügung können Vertrauenspersonen bestimmt werden, die mit den medizinisch-ethischen Vorstellungen des Kranken vertraut sind und seinem Willen stellvertretend Gehör verschaffen können.

Dies geschieht mit einer Vorsorgevollmacht für Gesundheitsangelegenheiten (auch Patientenanwaltschaft). Die bevollmächtigte Person darf nur dann im Namen des Erkrankten handeln, wenn dieser seine Angelegenheiten – vielleicht auch nur vorübergehend – nicht selbst regeln kann. Der Bevollmächtigte darf Einsicht in ärztliche Unterlagen nehmen, der Arzt ist ihm gegenüber von der Schweigepflicht entbunden. [3]

Merke

Vorsorgevollmachten können außer für Gesundheitsangelegenheiten auch für finanzielle und rechtliche Angelegenheiten ausgestellt werden.

Betreuungsverfügung

Die andere Möglichkeit ist eine Betreuungsverfügung. Darin schlägt der Betroffene dem Betreuungsgericht vor, eine bestimmte Person für ihn als Betreuer zu bestellen. Dieser untersteht dann der Kontrolle durch das Vormundschaftsgericht. Wenn der Erkrankte eine Patientenverfügung verfasst hat, müssen der Bevollmächtige oder der Betreuer den dort festgelegten Wünschen Geltung verschaffen.
Liegen keine schriftlichen Äußerungen des Erkrankten vor, müssen Bevollmächtigter bzw. Betreuer und Arzt die möglichen Maßnahmen besprechen. Der Betreuer urteilt dann nach dem von ihm ermittelten Willen des Betroffenen und bewilligt das Vorgehen oder er lehnt es ab. Bevor die Entscheidung fällt, ist die Meinung der nahen Angehörigen einzuholen.
Kommt es zur Uneinigkeit zwischen Arzt und Betreuer, überprüft das Vormundschaftsgericht die Entscheidung des Betreuers. Dies ist vor allem erforderlich, wenn der Erkrankte aufgrund der Entscheidung sterben oder einen schweren Schaden erleiden könnte. [3]

Haftungsrecht

Definition

Haftung: Übernahme der Verantwortung für fehlerhaftes eigenes oder fremdes Verhalten. Grundsätzlich gilt, dass Haftung aus Verschulden folgt.

Pflegekräfte gehören zu den Berufsgruppen, die allein aufgrund ihrer Tätigkeit der Gefahr ausgesetzt sind, Fehler mit haftungsrechtlichen Konsequenzen zu begehen. Solche Fehler könnten den Pflegebedürftigen einen Schaden zufügen.
In der Regel haben die Arbeitgeber im Gesundheitswesen eine Betriebs- bzw. Berufshaftpflichtversicherung abgeschlossen oder werden im Rahmen der Vereinbarungen mit den Kostenträgern dazu verpflichtet. Sollte dies nicht der Fall sein, empfiehlt es sich, eine eigene Berufshaftpflichtversicherung abzuschließen. Einige Berufsverbände bieten im Zusammenhang mit einer Mitgliedschaft einen Versicherungsschutz an (z. B. Deutscher Pflegeverband).

Bei der Haftung ist zu unterscheiden zwischen der **strafrechtlichen** und **zivilrechtlichen Haftung.** Des Weiteren kann sich die Haftung auch aus anderen Rechtsquellen ergeben. Somit können Fehler von Pflegenden unterschiedliche Rechtsfolgen auslösen:

- Strafrecht: Freiheits- und Geldstrafe
- Zivilrecht: Schadenersatzansprüche
- Andere Rechtsnormen, etwa Arbeitsrecht: z. B. Abmahnungen, Schadenskündigung

Sorgfaltspflicht

Sorgfaltspflichten der Pflegenden richten sich nach den aktuellen wissenschaftlichen Erkenntnissen des Berufsstandards. Beispiele für Grundlagen der Sorgfaltspflichten sind:

- Gesetzliche Berufspflichten und gesetzliche Vorgaben (z. B. Hygiene, Umgang mit Medizinprodukten)
- Ausbildungs- und Prüfungsvorschriften
- Wissenschaft und Forschung
- Leitlinien der Fachgesellschaften und Berufsverbände, dazu gehören auch die Expertenstandards
- Stellenbeschreibungen

Rechtlich gesehen haften Pflegende für widerrechtliche und schuldhafte Verletzungen der Sorgfaltspflicht, die zu einem Schaden bei dem Betroffenen führen und die strafbar sind.

Wann und welche Haftung einsetzt, ist von zahlreichen Bedingungen abhängig. Risikobehaftete Situationen, in denen bei nachweisbarem Fehlverhalten eine Haftungssituation eintritt, sind z. B.

- Fehler bei der Ausführung delegierter ärztlicher Tätigkeiten
- Dekubitus und Sturz
- Verletzung der Schweigepflicht (siehe unten)
- Freiheitsentzug ohne Einwilligung (siehe oben)
- Mangelnde Hygiene
- Verkennen lebensbedrohlicher Situationen
- Aktive Sterbehilfe [1]

Schweigepflicht

Definition

Schweigepflicht: bezeichnet die Pflicht, Privatgeheimnisse zu wahren. Ärzte und Pflegende gehören zu dem Personenkreis, bei dem die Schweigepflicht zum Verständnis des Berufes gehört und die sich bei einer Verletzung der Schweigepflicht nach § 203 Strafgesetzbuch (StGB) strafbar machen.

Als **Geheimnis** gelten für Heil- und Pflegeberufe alle Aspekte, die mit der Behandlung und Pflege zusammenhängen und die den Pflegekräften im Rahmen ihrer Berufsausübung direkt oder indirekt mitgeteilt wurden.

Dazu gehören z. B. die Krankheitsgeschichte, Befunde, ärztliche Aufzeichnungen sowie Inhalte der Pflegedokumentation.
Der Umfang der Schweigepflicht kann durch Befugnisse gestaltet oder gänzlich aufgehoben werden, wenn

- die Einwilligung oder Zustimmung des Betroffenen vorliegt,
- bei Notstand, etwa wenn Gefahr für Leib und Leben besteht und dem Wunsch auf Verschwiegenheit ein anderes höherwertiges Rechtsgut gegenübersteht,
- bei Bekanntwerden von gravierenden Straftaten (z. B. Mord, geregelt im Strafgesetzbuch),
- zur Wahrung eigener Interessen kann die Schweigepflicht aufgehoben werden, wenn das Offenbaren der eigenen Verteidigung oder dem Durchsetzen zivilrechtlicher Ansprüche dient (z. B. bei Haftungsprozessen).

Verletzung der Schweigepflicht

Eine Verletzung der Schweigepflicht liegt vor, wenn das Geheimnis unbefugt jemand anderem zugänglich gemacht wurde. Eine Schweigepflichtverletzung ist strafbar und kann mit einer Freiheitsstrafe bis zu einem Jahr oder mit Geldstrafe geahndet werden (§ 203 StGB). [1]

3.4.2 Finanzierung der Pflege

Die Finanzierung der Pflege ist für demente Menschen genauso wie bei allen anderen Pflegebedürftigen über die Pflegeversicherung geregelt. Sie ist im 11. Buch des Sozialgesetzbuchs (SGB XI) festgelegt.
Dort findet sich auch eine Definition für **Pflegebedürftigkeit,** die als Grundlage dafür dienen soll, Leistungen aus der Pflegeversicherung zu begründen (s. Merke-Kasten).

Merke

Definition der Pflegebedürftigkeit in der Sozialgesetzgebung

„Pflegebedürftig im Sinne dieses Buches sind Personen, die gesundheitlich bedingte Beeinträchtigungen der Selbständigkeit oder der Fähigkeiten aufweisen und deshalb der Hilfe durch andere bedürfen. Es muss sich um Personen handeln, die körperliche, kognitive oder psychische Beeinträchtigungen oder gesundheitlich bedingte Belastungen oder Anforderungen nicht selbständig kompensieren oder bewältigen können. Die Pflegebedürftigkeit muss auf Dauer, voraussichtlich für mindestens sechs Monate, und mit mindestens der in § 15 festgelegten Schwere bestehen."
(§ 14 SGB XI)

Anhand dieser Definition zeigt sich, dass das Gesetz zunächst keine Unterschiede bezüglich der Ursachen einer Pflegebedürftigkeit trifft. Es ist das Ziel, alle Betroffenen gleichermaßen abzusichern.

Eventuellen Schwierigkeiten für die Finanzierung einer Versorgung demenzkranker Menschen soll mithilfe dieses neuen Pflegebedürftigkeitsbegriffes (2017) und der dazugehörigen sechs Bereiche vorgebeugt werden. Die zuvor geltende **Definition von Pflegebedürftigkeit** ließ Menschen mit Demenz häufig durch das Raster fallen, sodass die Finanzierung der Betreuung und Versorgung oft zu gering oder auch gar nicht erfolgte. In der Beurteilung von demenziell veränderten Menschen, die sich in einer Phase der Erkrankung befinden, in der mäßige kognitive und keine körperlichen Beeinträchtigungen sichtbar sind, ergaben sich aus den genannten Bedingungen häufig Schwierigkeiten bezüglich der Bewertung. So stellte es sich als äußerst schwierig dar, eine über den Tag hinweg andauernde Notwendigkeit zur Anleitung und Motivation oder zum Schutz vor Selbstgefährdung in das Schema einzupassen. Insbesondere in der häuslich organisierten Pflege durch Angehörige erreichten diese Pflegebedürftigen keine Stufe, aus der sich das Anrecht auf Leistung hätte ableiten lassen.
Dazu trug vor allem die einseitige Ausrichtung des Fragenkatalogs auf die Grundpflege (v. a. Körperpflege) bei. Den Mitarbeitern des Medizinischen Dienstes der Krankenversicherungen, die für Einstufungen zuständig sind, fehlten die Möglichkeiten, die genannten zeitintensiven Aspekte der Betreuung in dem Schema abzubilden, das ihnen zur Verfügung stand.
Nun wird aber beispielsweise auch explizit der Bereich der kognitiven Fähigkeiten beleuchtet, in dem die Ausprägung einer demenziellen Erkrankung ausreichend dargestellt werden kann.
Die sechs Bereiche, die zur pflegefachlichen Begründung herangezogen werden, sind:

Mobilität Positionswechsel im Bett, Halten einer stabilen Sitzposition, Umsetzen, Fortbewegen innerhalb des Wohnbereichs, Treppensteigen.

Kognitive und kommunikative Fähigkeiten Erkennen von Personen aus dem näheren Umfeld, örtliche Orientierung, zeitliche Orientierung, Erinnern an wesentliche Ereignisse oder Beobachtungen, Steuern von mehrschrittigen Alltagshandlungen, Treffen von Entscheidungen im Alltagsleben, Verstehen von Sachverhalten und Informationen, Erkennen von Risiken und Gefahren, Mitteilen von elementaren Bedürfnissen, Verstehen von Aufforderungen, Beteiligen an einem Gespräch.

Verhaltensweisen und psychische Problemlagen Motorisch geprägte Verhaltensauffälligkeiten, nächtliche Unruhe, selbstschädigendes und autoaggressives Verhalten, Beschädigen von Gegenständen, physisch aggressives Verhalten gegenüber anderen Personen, verbale Aggression, andere pflegerelevante vokale Auffälligkeiten, Abwehr pflegerischer und anderer unterstützender Maßnahmen, Wahnvorstellungen, Ängste, Antriebslosigkeit bei depressiver Stimmungslage, sozial inadäquate Verhaltensweisen, sonstige pflegerelevante inadäquate Handlungen.

Selbstversorgung Waschen des vorderen Oberkörpers, Körperpflege im Bereich des Kopfes, Waschen des Intimbereichs, Duschen und Baden einschließlich Waschen der Haare, An- und Auskleiden des Oberkörpers, An- und Auskleiden des Unterkörpers, mundgerechtes Zubereiten der Nahrung und Eingießen von Getränken, Essen, Trinken, Benutzen einer Toilette oder eines Toilettenstuhls, Bewältigen der Folgen einer Harninkontinenz und Umgang mit Dauerkatheter und Urostoma, Bewältigen der Folgen einer Stuhlinkontinenz und Umgang mit Stoma. Ernährung parenteral oder über Sonde, Bestehen gravierender Probleme bei der Nahrungsaufnahme bei Kindern bis zu 18 Monaten, die einen außergewöhnlich pflegeintensiven Hilfebedarf auslösen.

Bewältigung von und selbstständiger Umgang mit krankheits- oder therapiebedingten Anforderungen und Belastungen

- In Bezug auf Medikation, Injektionen, Versorgung intravenöser Zugänge, Absaugen und Sauerstoffgabe, Einreibungen sowie Kälte- und Wärmeanwendungen, Messung und Deutung von Körperzuständen, körpernahe Hilfsmittel
- In Bezug auf Verbandswechsel und Wundversorgung, Versorgung mit Stoma, regelmäßige Einmalkatheterisierung und Nutzung von Abführmethoden, Therapiemaßnahmen in häuslicher Umgebung
- In Bezug auf zeit- und technikintensive Maßnahmen in häuslicher Umgebung, Arztbesuche, Besuche anderer medizinischer oder therapeutischer Einrichtungen, zeitlich ausgedehnte Besuche medizinischer oder therapeutischer Einrichtungen, Besuch von Einrichtungen zur Frühförderung bei Kindern
- In Bezug auf das Einhalten einer Diät oder anderer krankheits- oder therapiebedingter Verhaltensvorschriften

Gestaltung des Alltagslebens und sozialer Kontakte Gestaltung des Tagesablaufs und Anpassung an Veränderungen, Ruhen und Schlafen, Sich-Beschäftigen, Vornehmen von in die Zukunft gerichteten Planungen, Interaktion mit Personen im direkten Kontakt, Kontaktpflege zu Personen außerhalb des direkten Umfelds.

Pflegeversicherung

Die Pflegeversicherung wurde 1995 als fünfte Säule der gesetzlichen Sozialversicherungen in Deutschland eingeführt. Sie ist den Krankenversicherungen angegliedert.

Die Pflegeversicherung kommt für **häusliche** und **stationäre** Pflege auf. Diese Leistungen lassen sich ihrerseits in zwei Kategorien teilen:

Sachleistungen Darunter ist zu verstehen, dass die Pflegeversicherung professionelle Dienstleister bezahlt, die dem Pflegebedürftigen pflegerische Versorgung, Hilfsmittel bzw. andere Güter zukommen lassen, die er benötigt.

Pflegegeld Bezeichnet einen regelmäßig oder bei Bedarf ausbezahlten Geldbetrag, den der Pflegebedürftige selbst, sein Betreuer oder seine Angehörigen erhalten, um die pflegerische Versorgung in Eigenregie sicherzustellen.

Merke

Im Gegensatz zur Rentenversicherung bemisst die Pflegeversicherung ihre Leistungen nicht nach der Höhe des Verdienstes eines Versicherten. Das heißt: Alle Versicherten erhalten unter denselben Bedingungen dieselbe Leistung.

Die beiden genannten Formen der Leistung können auch kombiniert werden. Dann aber kommen sie jeweils nur anteilig zur Auszahlung. Wohnt der Betroffene in einer stationären Pflegeeinrichtung, erhält er ausschließlich Sachleistungen.

3

Wichtige zusätzliche Leistungen beziehen sich auf:

Kurzzeitpflege Für einen Zeitraum von höchstens vier Wochen im Jahr können pflegebedürftige Menschen, die zu Hause wohnen, in eine stationäre Einrichtung übersiedeln. Diese Möglichkeit wurde geschaffen, um im Falle einer Erkrankung der pflegenden Angehörigen die Versorgung sicherzustellen. Außerdem soll auf diese Weise den Angehörigen die Möglichkeit eines Urlaubs gegeben werden. Dafür stehen jährlich maximal 1.550 Euro aus der Pflegeversicherung zur Verfügung.

Verbesserung des Pflegeumfeldes (Wohnraumanpassung) Darunter sind z. B. Umbaumaßnahmen in der Wohnung des Pflegebedürftigen zu verstehen, die etwa notwendig werden, wenn Rollstuhlpflicht Barrierefreiheit erfordert oder um das Bad behindertengerecht auszustatten. Für diese Maßnahmen stehen pro Einzelmaßnahme bis zu 2.557 Euro zur Verfügung.
▸ Tab. 3.10 stellt die Höhe der Leistungen der Pflegeversicherung im Überblick dar.

Kriterien der Pflegegrade

Im Jahr 2017 wurde der Pflegebedürftigkeitsbegriff durch das zweite Pflegestärkungsgesetz neu definiert (s. o). [17] Dies hatte zur Folge, dass die bisher gültigen drei **Pflegestufen** durch sogenannte **Pflegegrade** abgelöst wurden. Das Gesetz unterscheidet fünf Grade der Pflegebedürftigkeit (▸ Tab. 3.10).Diese orientieren sich an der Stärke der Beeinträchtigung der Selbstständigkeit. Anhand der Festlegung eines bestimmten Pflegegrades ergibt sich die Höhe der Sachleistungen oder des Pflegegeldes, die von der Pflegeversicherung gezahlt werden:

- **Pflegegrad 1:** geringe Beeinträchtigung der Selbstständigkeit oder der Fähigkeiten
- **Pflegegrad 2:** erhebliche Beeinträchtigung der Selbständigkeit oder der Fähigkeiten
- **Pflegegrad 3** schwere Beeinträchtigung der Selbständigkeit oder der Fähigkeiten
- **Pflegegrad 4** schwerste Beeinträchtigung der Selbständigkeit oder der Fähigkeiten
- **Pflegegrad 5** schwerste Beeinträchtigung der Selbständigkeit oder der Fähigkeiten mit besonderer Anforderung an die pflegerische Versorgung

Tab. 3.10 Leistungen der Pflegeversicherung (Stand: Februar 2020) [16]

	Häusliche Pflege (Pflegegeld)	Häusliche Pflege (Pflegesachleistungen)	Verhinderungspflege (Pflegeaufwendungen für bis zu 6 Wochen im Jahr)	Teilstationäre Tages- und Nachtpflege	Vollstationäre Pflege
Pflegegrad 1: geringe Beeinträchtigung der Selbstständigkeit oder der Fähigkeiten	–	–	–	–	125 Euro
Pflegegrad 2: erhebliche Beeinträchtigung der Selbstständigkeit oder der Fähigkeiten	316 Euro	689 Euro	• 474 Euro bei Pflege durch nahe Angehörige • 1.612 Euro bei Pflege durch sonstige Personen	689 Euro	770 Euro
Pflegegrad 3: schwere Beeinträchtigung der Selbstständigkeit oder der Fähigkeiten	545 Euro	1.298 Euro	• 817,50 Euro bei Pflege durch nahe Angehörige • 1.612 Euro bei Pflege durch sonstige Personen	1.298 Euro	1.262 Euro
Pflegegrad 4: schwerste Beeinträchtigung der Selbstständigkeit oder der Fähigkeiten	728 Euro	1.612 Euro	• 1.092 Euro bei Pflege durch nahe Angehörige • 1.612 Euro bei Pflege durch sonstige Personen	1.612 Euro	1.775 Euro

Tab. 3.10 Leistungen der Pflegeversicherung (Stand: Februar 2020) [16] *(Forts.)*

	Häusliche Pflege (Pflegegeld)	**Häusliche Pflege (Pflegesachleistungen)**	**Verhinderungspflege (Pflegeaufwendungen für bis zu 6 Wochen im Jahr)**	**Teilstationäre Tages- und Nachtpflege**	**Vollstationäre Pflege**
Pflegegrad 5: schwerste Beeinträchtigung der Selbstständigkeit oder der Fähigkeiten mit besonderer Anforderung an die pflegerische Versorgung	901 Euro	1.995 Euro	• 1.351,50 Euro bei Pflege durch nahe Angehörige • 1.612 Euro bei Pflege durch sonstige Personen	1.995 Euro	2.005 Euro
Zusätzliche Leistungen	**Entlastungsbetrag.** Häuslicher Bereich (z. B. zur Entlastung pflegender Angehöriger). Pflegegrade 1–5: bis zu 125 Euro. **Zusätzliche Leistungen für Pflegebedürftige in ambulant betreuten Wohngruppen.** Pflegegrad 1–5: 214 Euro. **Wohnumfeldverbessernde Maßnahmen.** Pflegegrad 1–5: 4.000 Euro max. Zuschuss je Maßnahme (16.000 Euro, wenn mehrere Berechtigte zusammen wohnen). **Zum Verbrauch bestimmte Hilfsmittel** (z. B. Einmalhandschuhe, Bett einlagen). Häuslicher Bereich. Pflegegrad 1–5: 40 Euro. **Kurzzeitpflege.** Pro Kalenderjahr 1612 Euro bis zu 8 Wochen Kurzzeitpflege. Pflegegrad 2–5.				

Einschätzung des Pflegegrades

Zur Einschätzung des Pflegegrades besucht ein entsprechend qualifizierter Mitarbeiter des **Medizinischen Dienstes der Krankenversicherungen** (MDK) nach vorheriger Terminvereinbarung den Pflegebedürftigen in seiner häuslichen Umgebung, um sich nach standardisierten Vorgaben ein Bild von der Situation zu machen.
Zur Einschätzung der Pflegebedürftigkeit und somit Festlegung eines Pflegegrades wird ein spezielles Begutachtungsinstrument herangezogen. [17] Dieses Instrument stellt Fragen in den Fokus wie: Was bewältigt der Pflegebedürftige in seinem Alltag allein? Welche Fähigkeiten können genutzt werden? Wie hoch ist der Grad der Selbstständigkeit? Wobei wird Unterstützung benötigt? Um diese Fragen beantworten zu können, werden die folgenden Module bei der Begutachtung berücksichtigt (s. o.).

Modul 1 „Mobilität“ In diesem Modul steht die körperliche Beweglichkeit im Mittelpunkt. Zum Beispiel: Ist es möglich, alleine aufzustehen? Ist Treppensteigen möglich?

Modul 2 „Geistige und kommunikative Fähigkeiten“ Hier geht es u. a. um die Verständigungsfähigkeit. Zum Beispiel: Wie ist der Betroffene orientiert? Können Gespräche mit anderen Menschen geführt werden?

Modul 3 „Verhaltensweisen und psychische Problemlagen“ In diesem Modul werden u. a. Themen wie nächtliche Unruhe, Ängste oder Abwehrreaktionen bei pflegerischen Maßnahmen beachtet.

Modul 4 „Selbstversorgung“ Hier wird die Selbständigkeit im Zusammenhang mit der Körperpflege, dem Anziehen, der Ernährung oder auch dem Toilettengang beurteilt.

Modul 5 „Selbstständiger Umgang mit krankheits- oder therapiebedingten Anforderungen und Belastungen – sowie deren Bewältigung“ Hier werden z. B. der eigenverantwortliche Umgang mit Medikamenten sowie die Nutzung von Hilfsmitteln beurteilt.

Modul 6 „Gestaltung des Alltagslebens und sozialer Kontakte“ In diesem Modul wird überprüft, wie weit der Betroffene noch in der Lage ist, seinen Tagesablauf zu strukturieren. Die Ergebnisse werden mit Punkten versehen, die letztendlich zusammengerechnet auf einen bestimmten Pflegegrad hinweisen.
In Zusammenhang mit der Begutachtungssituation ist zu bedenken, dass demenzkranke Menschen häufig dissimulieren – das heißt, sie spielen ihre Defizite herunter – insbesondere wenn sie von Menschen befragt werden, die ihnen nicht vertraut sind. Es ist absolut geraten, dass Angehörige vor dem Besuch des MDK das Gespräch umsichtig vorbereiten, damit sie in der Lage sind, die Situation sachgerecht zu schildern. Am besten besprechen sie sich zuvor mit dem Hausarzt und entsprechend geschulten Mitarbeitern eines Pflegedienstes. Es ist auch möglich, die Dienste eines Pflegeberaters in Anspruch zu nehmen. Sie sind inzwischen in vielen Kommunen

den Pflegestützpunkten zugeordnet. Dort ist die Beratung kostenfrei. Die Adressen sind über die kommunalen Verwaltungen erhältlich.

4 Selbstpflege während der Betreuung demenzkranker Menschen

Der lang dauernde Kontakt zu demenzkranken Menschen, wie er in stationären, teilstationären und ambulanten Versorgungsstrukturen unausweichlich ist, kann die betreuenden Personen erheblich belasten. Von dieser **Belastung** sind professionell Pflegende ebenso betroffen wie Angehörige, auch wenn die Ursachen für den jeweils entstehenden Stress bei diesen beiden Kontaktgruppen sehr unterschiedlich sein können.

Die Belastung entsteht einerseits auf der **körperlichen** Ebene. Insbesondere Menschen mit fortgeschrittener Demenz benötigen umfassende Pflege, die meist eine große Anstrengung mit sich bringt. Besonders wenn pflegende Angehörige ein gehobenes Lebensalter erreicht haben, können die Erfordernisse des körperlichen Einsatzes sie schnell an den Rand ihrer Leistungsfähigkeit bringen.

Von diesen Problemen sind auch professionell Pflegende betroffen, obwohl sie im Zuge ihrer Ausbildung meist verschiedene Techniken erlernt haben, mit deren Hilfe sie ihre Muskelkraft ökonomisch einsetzen. Erkrankte, die über keinerlei Koordination ihrer Muskeln verfügen bzw. stark übergewichtig sind, verlangen trotzdem erhebliche Kraftentwicklung von den Pflegenden.

Neben diesen rein körperlichen Aspekten verursacht die Pflege von Menschen mit Demenz auch **psychische** Belastungen. Die Ursachen dafür liegen zumeist im Bereich der Kommunikation (Selbstbild des Menschen ▶ Kap. 1.1).

Angehörige tun sich oft sehr schwer, mit der fortschreitenden Persönlichkeitsveränderung des Erkrankten zurechtzukommen. Sie vergleichen das Bild, das sie in der Erinnerung von ihrem Familienmitglied behalten haben, mit den Eigenschaften, die sich ihnen im Zuge der Erkrankung bieten. Es ist nicht leicht für Angehörige, zu akzeptieren, dass ein Mensch, der z. B. während seiner gesamten zurückliegenden Biografie als sehr selbstbestimmte oder kontrollierte Persönlichkeit aufgetreten ist, unter dem Einfluss der Demenz die geltenden gesellschaftlichen Konventionen hinter sich lässt und seinen spontanen Ideen ohne Hemmung nachgibt.

Daraus kann folgen, dass Angehörige sich scheuen, mit demenzkranken Familienmitgliedern in die Öffentlichkeit zu gehen, weil sie befürchten, bei vermeintlichen Übertretungen der allgemeinen Spielregeln durch den Erkrankten, von zufällig Anwesenden seltsam angeschaut zu werden.

Auch aggressive Episoden, die im Zusammenhang mit Demenzen häufig auftreten, können zu einer großen psychischen Belastung werden. Es ist auch für professionell Pflegende nicht leicht zu verstehen, dass die

Erkrankten zwar die Personen in ihrem Umfeld direkt ansprechen – sie jedoch mit ihrer Wut keineswegs persönlich meinen.

LESE- UND SURFTIPP

Geiger, Arno: Der alte König in seinem Exil. Hanser Verlag, München 2011.

Erschwerend kommt hinzu, dass demente Menschen durch den **Verlust ihrer Hemmungen** nicht selten Formulierungen wählen, die unter gesunden Menschen nur als persönlicher Angriff zu werten wären. Oft stehen dabei persönliche Schwächen der betreuenden Personen im Mittelpunkt. Auch Erkrankte, die in anderen Bereichen bereits deutlich bemerkbare Defizite aufweisen, können von Fall zu Fall sehr treffsicher formulieren und damit den (falschen) Eindruck erwecken, sie würden gezielt eine anwesende Person attackieren wollen. Tatsächlich beziehen sich diese Aggressionen (sogar wenn sie sich in körperlicher Gewalt manifestieren) viel eher auf das aus der Bahn geratene Innenleben des Erkrankten. Sie sind lediglich als ein Zeichen der Auflehnung des Betroffenen gegen sein Krankheitsschicksal zu werten.

Merke

Die Kommunikationsprinzipien der **Validation** (▶ Kap. 3.1.4) eignen sich, um eine sinnvolle Distanz zwischen Pflegenden und Erkrankten herzustellen, aus der es leichter ist, auf schwierige Situationen angemessen zu reagieren. Dabei geht es vor allem um die persönliche Haltung der Pflegenden, die verinnerlichen sollten, dass eine Demenz eben nicht als Erkrankung zu betrachten ist, die lediglich den Geist und Körper des Betroffenen verändert, sondern im selben Maß dessen soziale Beziehungen. Damit sind auch Personen in der unmittelbaren Umgebung des Erkrankten unmittelbar in den Krankheitsprozess einbezogen.

Distanz bedeutet in diesem Zusammenhang nicht, sich von dem Erkrankten abzuwenden oder seinem Schicksal gegenüber unempfindlich zu werden. Der Begriff beschreibt vielmehr die dringend erforderliche Fähigkeit, über die eigenen Emotionen und geläufigen Reaktionsmuster hinauszuwachsen und möglichst durchgängig die Bedingungen der dramatischen Persönlichkeitsveränderungen im Blick zu haben, die mit einer demenziellen Erkrankung einhergehen.

Pflegende, die diese Haltung verinnerlichen und akzeptiert haben, dass eine Demenz ab einem individuell unterschiedlichen Zeitpunkt den unumkehrbaren Abschied des Betroffenen von den allgemeinen Spielregeln der Gesellschaft bedeutet, werden leichter mit kritischen Situationen umgehen können.

4.1 Selbsteinschätzung Pflegender

Um während eines Pflegeprozesses, der sich auf demenzkranke Menschen bezieht, dauerhaft leistungsfähig zu bleiben, sollten Pflegende sich selbst sorgfältig einschätzen und ihre Stärken und Schwächen kennen.
Um dabei strukturiert vorzugehen, ist es ratsam, einen Fragebogen zu erstellen, der auf die jeweiligen Erfordernisse abgestimmt ist. ▶ Tab. 4.1 zeigt eine mögliche Variante. Allerdings kann sich eine solche Selbsteinschätzung auf sehr verschiedene Kompetenzen beziehen und ist dann entsprechend anzupassen.

Tab. 4.1 Beispiel eines Fragebogens zur Selbsteinschätzung von Pflegenden im Zusammenhang mit demenzkranken Menschen. Eine regelmäßige Beurteilung der Kompetenzen und Ziele kann helfen, die eigene Entwicklung sachlich zu beurteilen und zielgerichtet voranzutreiben. [M294]

Ich bin ...	Ja	Nein	Maß der Fähigkeit (gemessen am Notensystem zwischen 1–6)
... fähig, mit belastenden Situationen umzugehen.			
... fähig, auch unter unübersichtlichen Bedingungen den Überblick zu behalten.			
... fähig, ein selbst gesetztes Ziel (den Inhalt meiner bezahlten Tätigkeit) im Auge zu behalten und mich dafür einzusetzen.			
... fähig, ausgleichend zu reagieren, auch wenn ich die jeweilige Situation im ersten Moment als ungerecht empfinde.			
... fähig, meine eigenen Bedürfnisse wahrzunehmen und sie in einen sinnvollen Zusammenhang mit den Menschen in meiner Umgebung zu stellen.			
... fähig, von meinen eigenen Vorstellungen zu abstrahieren und den Handlungen anderer Menschen ohne Vorurteil und zugewandt zu begegnen.			

4

Tab. 4.1 Beispiel eines Fragebogens zur Selbsteinschätzung von Pflegenden im Zusammenhang mit demenzkranken Menschen. Eine regelmäßige Beurteilung der Kompetenzen und Ziele kann helfen, die eigene Entwicklung sachlich zu beurteilen und zielgerichtet voranzutreiben. [M294] *(Forts.)*

Ich bin …	Ja	Nein	Maß der Fähigkeit (gemessen am Notensystem zwischen 1–6)
… fähig, für einen geeigneten Ausgleich zu meiner anstrengenden Tätigkeit zu sorgen und in diesen Ruhephasen Kraft zu tanken.			
… fähig, mit Gefühlen wie Ekel oder Abscheu umzugehen.			
… fähig, Misserfolge meines Engagements hinzunehmen.			
… fähig, in Situationen, die ich nicht selbst bewältigen kann, Hilfe zu suchen und anzunehmen.			
… fähig, über meinen eigenen Tod zu reflektieren.			
Fähigkeiten, an denen ich arbeiten sollte:	**Kurzfristig**	**Langfristig**	**Ziel erreicht**

Für die Selbsteinschätzung ist nicht nur das eigene Urteil über die individuellen Fähigkeiten und Schwächen ausschlaggebend, sondern auch der Eindruck, den andere Menschen haben. Dieser lässt sich am besten durch regelmäßige – und gegenseitige – Reflektionen unter den Personen erheben, die an einer Pflegesituation beteiligt sind.

Voraussetzung für eine solche gegenseitige Beurteilung ist eine grundsätzliche Wertschätzung zwischen den Einzelpersonen. Um auch in diesem Punkt strukturiert vorgehen zu können, sind in professionellen Pflege-

teams regelmäßige Besprechungen erforderlich, in denen es konzentriert nur um die Beurteilung aller Mitglieder des Pflegeteams geht.
In häuslicher Umgebung bietet sich ein ähnliches Vorgehen an. Auch hier sollten sich die an der Pflege beteiligten Personen in regelmäßigen Abständen treffen, um gemeinsam zu überlegen, ob sich die Kommunikation bzw. die pflegerischen Strategien verbessern lassen und auf welchem Weg dies geschehen könnte.
Zunächst mag es schwerfallen, sich dem Urteil anderer Menschen auszusetzen. Wenn es jedoch gelingt, zu akzeptieren, dass aus der gesammelten Meinung mehrerer Individuen ein größeres Potenzial für sinnvolle Veränderungen entstehen kann, erweisen sich solche Besprechungen als geeignete Instrumente. Darüber hinaus können sie auch entlastend wirken, weil verschiedene Blickwinkel den Einzelnen von dem Zwang befreien, jeweils nur seine eigenen Überzeugungen umsetzen und dann auch verantworten zu müssen.
Es kann sinnvoll sein, zu solchen introspektiven Besprechungen einen Moderator hinzuzuziehen. Das muss nicht in jedem Fall ein ausgebildeter Supervisor sein. Auch Mitarbeiter ambulanter Hospizdienste, die zumeist ehrenamtlich arbeiten, durchlaufen eine ausgedehnte Schulung, die es ihnen ermöglicht, solche Funktionen auszuüben. Überdies sind sie mit Themen vertraut, die sich rund um Betreuungssituationen ergeben und besitzen gleichzeitig den nötigen Abstand, um alle Beteiligten gleichermaßen zu ihrem Recht kommen zu lassen.

4

LESE- UND SURFTIPP

Deutscher Hospiz- und PalliativVerband: www.dhpv.de

4.2 Strategien zum Stressabbau

Definition

Stress: körperliche und geistige Reaktion auf erhebliche Belastungen.

Psychologen verstehen unter Stress ein Bündel von Reaktionen, mit denen Menschen auf kurz- oder langfristig auftretenden Druck reagieren, der aufgrund äußerer Bedingungen, aber genauso gut auch aufgrund innerer (intrapersonaler) Bedingungen auftreten kann.
Ein Beispiel für Stress, der von außen erzeugt ist, wäre die Betreuung eines demenzkranken Menschen, der sich kontinuierlich pflegerisch sinnvollen Maßnahmen verweigert. Hier entsteht der Stress hauptsächlich aus der Spannung zwischen den (durchaus selbstlosen) Absichten der Pflegenden und der Unfähigkeit, sie umzusetzen. Dieses Stressmoment kann durch Rücksichten auf gesellschaftliche Normen verstärkt sein, etwa wenn ein Mensch mit Demenz in Aufregung und unbekleidet das Haus verlässt. In diesem Moment sind (vor allem pflegende Angehörige) nicht nur der

Sorge um das Wohlergehen des erkrankten Familienmitglieds ausgesetzt, sondern auch der Furcht vor dem Urteil der Nachbarn, die – auch ohne weitere Kenntnis der speziellen Situation – sehr leicht zu dem Schluss kommen, dass in der Betreuungssituation Mängel vorliegen.

Merke

Stress lässt sich in zwei Kategorien teilen.
Mit **Distress** bezeichnet man Reaktionen, die zu einer Schwächung des Handelnden führen. Hier spielt Frustration eine erhebliche Rolle. Sie lähmt die Fähigkeit, sinnvoll zu reagieren und führt über die Länge der Zeit zu einer Überlastung bzw. zu körperlichen Beschwerden, etwa Bluthochdruck. Besonders schädlich wirkt die mangelnde körperliche Verarbeitung der stressauslösenden Faktoren, die in der modernen Gesellschaft üblich geworden ist. Der Mensch gehört zwar nicht zu den klassischen Flucht-Lebewesen, benötigt zur sinnvollen Verarbeitung von Stress jedoch trotzdem Muskelarbeit. Stress wirkt direkt auf die Hormonproduktion. Unter seinem Einfluss schütten die Nebennieren das Hormon **Adrenalin** aus. Neben anderen Wirkungen verengt es die Blutgefäße, steigert den Blutdruck und erweitert die Atemwege. Diese zwangsläufigen Folgen dienten in früheren Zeitaltern dazu, den Körper optimal auf Fluchtbewegungen einzustellen. In modernen Zusammenhängen entzieht sich der Mensch kritischen Situationen jedoch nur selten durch die muskelbeanspruchenden Aktionen Flucht oder Angriff. Deshalb folgt auf die Anflutung des Hormons fast nie ein physiologischer Verbrauch der zur Verfügung gestellten Energien. Wenn solche Situationen zu häufig auftreten, können degenerative Gefäßerkrankungen, z. B. Arteriosklerose mit den typischen Folgen an Herzkranzgefäßen oder im Gehirn, entstehen.
Eustress (griech. *eu:* gut, schön) hingegen bedeutet eine Form des Drucks, der zu Leistungen anspornt. Wenn der Betroffene sich den Anforderungen gewachsen fühlt, kann er sie als Aufforderung begreifen und seine Leistungen steigern. Eustress wirkt sich günstig auf den Körper und die Psyche aus, kann jedoch bei längerfristigem Bestehen in die negativ wirkende Form des Stresses umschlagen.

Ein Beispiel für innerlich erzeugten Stress ist die Annahme eines Pflegenden, den Anforderungen der entstehenden Situationen nicht gewachsen zu sein. Dann klafft ein Spalt zwischen der Erwartung, die der Einzelne an sich selbst stellt, und dem Ergebnis seiner Handlungen.
Zumeist ließe sich der Stress reduzieren, wenn es gelingen würde, einen gesunden Abstand zu der belastenden Situation oder den eigenen Ansprüchen herzustellen. Doch diese scheinbar so einfache Forderung ist äußerst schwer umzusetzen, weil die pflegerischen Konstellationen seitens aller

Beteiligten erheblich mit Emotionen aufgeladen sind und es oft nicht gelingt, den Blick von einem punktuellen Umstand abzuwenden und sich auf den häufig über Jahre dauernden Prozess zu konzentrieren, der viele verschiedene Einzelsituationen mit sehr unterschiedlichen Vorzeichen bietet.

Für angemessene Stressbewältigung stehen zahlreiche Techniken zur Verfügung. Sie unterscheiden sich grundsätzlich darin, ob sie auf die geistige oder körperliche Ebene zielen. Oft sind diese beiden Bereiche eng miteinander verbunden und beeinflussen sich gegenseitig. So kann körperlicher Stressabbau unmittelbar auf die geistige Dimension wirken, indem etwa das Abreagieren körperlicher Anspannung auch beruhigend auf die Emotionen wirkt. Solche Erfahrungen hat jeder gemacht, der z. B. nach einer Phase sportlicher Betätigung eine wohlige Erschöpfung genossen hat, die sich anschließend einzustellen pflegt.

In diesem Buch ist es nicht möglich, einen umfassenden Überblick über alle Möglichkeiten der Stressbewältigung zu geben. Im Mittelpunkt der folgenden Ausführungen steht vielmehr der Aspekt der Praktikabilität. Es sind Strategien genannt, die sich im Alltag ohne weitere Voraussetzungen und ohne größeren Aufwand durchführen lassen. Sie wirken nicht in erster Linie über die Abarbeitung der in Stressmomenten anflutenden Hormone, sondern weil sie den Pflegenden die Möglichkeit schaffen, sich für kurze Zeit aus der jeweils belastenden Situation zu entfernen. Damit erhalten die übenden Personen eine Verschnaufpause, die ihren Blickwinkel ändern kann und so eine veränderte Sicht auf die Dinge begünstigt.

4.2.1 Übungen aus dem Yoga

Yoga ist eine Jahrhunderte alte philosophische Tradition. Es stammt aus Indien. Die darin verwendeten Techniken verbinden körperliche mit geistiger Konzentration. Sie sollen im ganz ursprünglichen Sinne dazu dienen, die Gotteserkenntnis des Übenden zu vertiefen. Die meditative Ausrichtung berührt transzendentale Bereiche des menschlichen Seins.

Inzwischen haben sich sehr verschiedene Yoga-Schulen ausgebildet und auch in der westlichen Welt nutzen viele Menschen die Kraft dieser alten Techniken. Dabei geht es nicht mehr in erster Linie um religiöse oder weltanschauliche Vorstellungen. Im Mittelpunkt steht meist die gesundheitsfördernde Wirkung der Übungen. Sie finden Anwendung z. B. gegen Schlafstörungen, depressive Verstimmungen und Rückenschmerzen.

Merke

Die westliche Medizin bestreitet die Wirkung von Yoga nicht. Deshalb bieten u. a. auch Krankenkassen entsprechende Kurse an und können ggf. deren Kosten übernehmen. Es ist sinnvoll, wenn Pflegende, die einen Bedarf haben, sich mit ihrem Arzt zu diesem Thema besprechen.

Obwohl Yoga eine sehr komplexe Lehre ist, deren Durchdringung eine lange Schulung erfordert, lassen sich einige einfache Übungen ableiten, die ohne erheblichen zeitlichen Aufwand und ohne Vorbereitung an jedem beliebigen Ort durchführbar sind.

Sie können helfen, störende Gefühle zu bewältigen und den Geist auf die jeweilige Situation einzustellen. Außerdem hilft diese konzentrierte Form der körperlichen Aktivität, Spannungen zu lösen und bringt ggf. starke Emotionen zurück auf ein normales Maß. Damit können Pflegende nicht nur sich selbst helfen, sondern auch ihr jeweiliges Gegenüber entlasten. Sie nehmen ganz bewusst das Tempo aus der Kommunikation, holen sozusagen Atem und gehen zu dem gegenwärtigen Problem auf Distanz, die ihnen einen besseren Überblick ermöglicht.

Die folgenden vier Übungen sind ohne weitere Yogakenntnisse auszuführen. Voraussetzung ist lediglich ein ernsthaftes Interesse an einer sinnvollen Form der Problemlösung.

Die Übungen sind so ausgewählt, dass sie auch während der Arbeit, z. B. unter den ggf. räumlich und zeitlich sehr eingeschränkten Bedingungen in der ambulanten Pflege, gut umsetzbar sind. Die Auswahl stammt von dem Münchner Yoga-Lehrer Wolfgang Zwicker und ist speziell auf die Bedürfnisse in der Pflege abgestimmt.

Merke

Geschlossene Augen verstärken den Effekt der Übungen. Eine Ausnahme bildet die **Waage,** da es für Ungeübte schwer ist, den Körper ohne Hilfe des Sehsinns im Gleichgewicht zu halten. Die dafür aufzuwendende Mühe kann außerdem vom Ziel der Entspannung ablenken.

Waage (Vimanasana)

Die Waage stärkt die Beinmuskeln und dehnt den Rücken. Die mentale Wirkung entsteht durch das Gleichgewicht, in dem der Übende seinen Körper halten soll. Die ruhige, aber doch aktive Position verlangt Konzentration. Sie hemmt deshalb Unzufriedenheit, gleicht aus und befreit den Kopf.

Durchführung

- Aufrecht stehen, Füße etwa hüftbreit auseinanderstellen.
- Arme locker hängen lassen.
- Kleinen Ausfallschritt nach vorn machen (mit dem Lieblingsstandbein; individuell unterschiedlich).
- Arme gestreckt nach vorn oben nehmen (▶ Abb. 4.1).
- Körperschwerpunkt auf das vordere Bein verlagern (Hüfte nach vorn schieben).
- Oberkörper in der Hüfte nach vorn kippen, hinteres Bein möglichst in einer Linie mit dem Rücken mitnehmen.

- Auf einem Bein stehen, Position etwa 15–20 s halten.
- Position verlassen und dieselbe Bewegungsabfolge auf dem anderen Bein durchführen.
- Während der Übung ruhig durch die Nase atmen.

Die **Waage** sollte ca. 2- bis 3-mal auf jedem Bein wiederholt werden. Wie alle anderen Übungen entfaltet sie ihre Wirkung allerdings auch in einer geringeren Zeit. Der Effekt hängt entscheidend davon ab, wie konzentriert und bereitwillig der Übende sich darauf einlassen will.

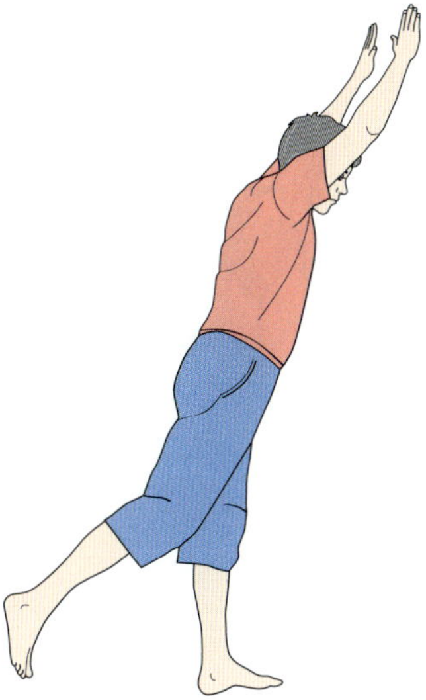

Abb. 4.1 Eine angedeutete Waagen-Position (wie hier dargestellt) fordert Übenden geringeres Können ab und erzielt ebenfalls eine gute Wirkung. Es ist nicht notwendig, den Körper in eine vollständig waagerechte Position zu bringen. [L143]

Drehsitz (Ardha Matsyendrasana)

Der Drehsitz hält die Wirbelsäule flexibel und beugt Skoliosen vor. Er stärkt die Rücken- und Beckenmuskulatur und das Nervensystem. Weil der Drehsitz die Bauchorgane massiert, fördert er auch die Verdauung. Auf mentaler Ebene wirkt der Drehsitz stressabbauend, beruhigend und nervenstärkend.

Durchführung

- Ausgangsposition wie beim Sonnengebet (▶ Abb. 4.2).
- Oberkörper nach rechts drehen (die Richtung ist wichtig ▶ Abb. 4.3).
- Linke Hand an die Außenseite des rechten Knies legen.
- Rechte Hand hinter den Körper führen und an der Rückseite von Hocker oder Stuhl festhalten.
- Kopf so weit wie möglich mitdrehen (nach hinten schauen).
- Position für etwa 30–60 s halten.

- In die Grundposition zurückkehren und Bewegungsfolge in die andere Richtung ausführen.

Der **Drehsitz** ist idealerweise ca. 4- bis 6-mal zu wiederholen. Nach der Drehung zur ersten Seite legt der Übende am besten eine kleine Pause ein,

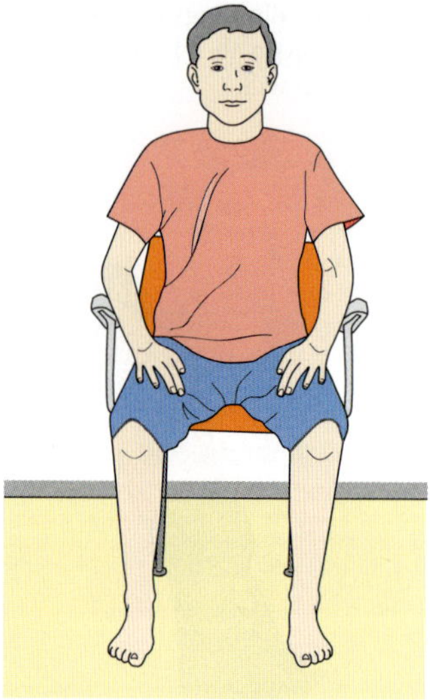

Abb. 4.2 Entspannte Grundposition für den Drehsitz [L143]

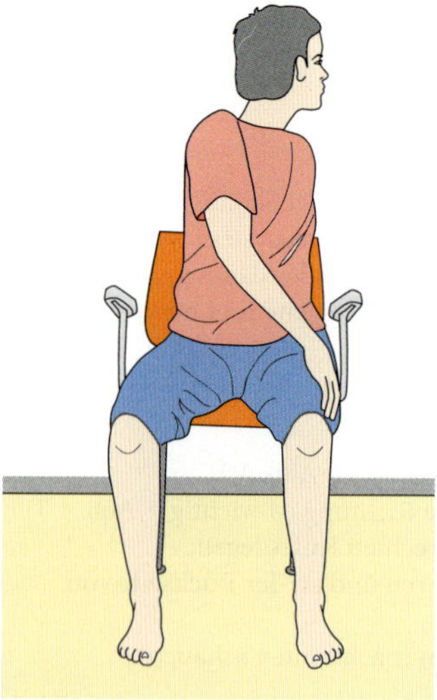

Abb. 4.3 Die Wendung zur einen Körperseite erfolgt nach demselben Muster auch auf die andere Seite. [L143]

in der er der Wirkung nachspürt. Oft lässt sich dabei eine deutliche Polarisierung des Körperbewusstseins beobachten.

Sonnengruß (Surya Namaskar)

Der Sonnengruß dehnt und wärmt den Körper. Er aktiviert Hunderte von Muskeln und fördert das Herz-Kreislauf-System. Auf der mentalen Ebene wirkt das Sonnengebet belebend. Die Übung harmonisiert das Befinden und vermittelt Selbstvertrauen.

Durchführung

- Bequeme Position auf einem Stuhl einnehmen.
- Rücken gerade halten.
- Hände locker auf die Knie legen.
- Während der Einatmung (durch die Nase) Arme im Ellenbogen strecken und nach außen auf Schulterhöhe anheben.
- Während des Ausatmens Hände vor die Brust führen und mit den Flächen aneinanderlegen, Finger weisen Richtung Kinn (Unterarme befinden sich waagerecht vor der Brust).
- Während des Einatmens die Finger verschränken, Zeigefinger aneinanderlegen und nach vorn strecken (Geste des Loslassens), Hände über den Kopf führen, bis zur Streckung (Oberarme liegen an den Ohren).
- Während des Ausatmens den Oberkörper mit gestreckten Armen nach vorn beugen, zwischen die Knie, Arme sind gestreckt, Handflächen auf den Boden legen.
- Während des Einatmens den rechten Arm gestreckt nach außen führen und Richtung Decke strecken, der Hand während der Bewegung so gut wie möglich hinterher schauen.
- Während der Ausatmung Hand im selben Bewegungsmuster zurück auf den Boden führen.
- Denselben Bewegungsablauf mit dem linken Arm ausführen.
- Während der Einatmung Finger verschränken, Zeigefinger aneinanderlegen und Arme gestreckt über den Kopf führen.
- Während der Ausatmung die Hände auf die Knie zurückführen.

Der **Sonnengruß** ist ca. 5- bis 6-mal zu wiederholen.

Wechselatmung (Nadi Sodhana)

Die Wechselatmung wirkt auf den oberen Teil des Körpers, vertreibt Müdigkeit und unterstützt die Fähigkeit zur Konfliktbewältigung. Diese Atemübung erhöht die Lungenkapazität und hilft, den Atemvorgang unter Kontrolle zu bringen. Speziell das wiederholte Anhalten des Atems ist ein gutes Training für Herz und Kreislauf. Die Wechselatmung öffnet die Nasenhöhlen. Sie wirkt gegen Heuschnupfen und Asthma und beugt

4

Erkältungskrankheiten vor. Insgesamt harmonisiert die Wechselatmung alle Körpersysteme.
Sie fördert die Konzentration und hilft, zur inneren Ruhe zu finden. Emotionale Ungleichgewichte wandeln sich unter ihrem Einfluss in das Gefühl der Stärke und Kraft.

Durchführung

- Aufrechte Sitzposition auf einem Stuhl einnehmen; der Rücken ist entweder an die Lehne gestützt oder frei. Es ist auch möglich, auf dem Boden zu sitzen. (Anfänger oder Menschen, die keine Erfahrung mit Yoga haben, sollten sich nicht mit einem speziellen Yogasitz abmühen. Ungeübte verkrampfen häufig in solchen Positionen, bekommen Schmerzen in Knien oder Hüften und können sich dann nicht mehr auf die Übung konzentrieren.)
- Augen schließen.
- Zeige- und Mittelfinger der rechten Hand vor die Handinnenfläche beugen (Linkshänder verwenden die andere Hand, ▶ Abb. 4.4).
- Mund schließen.
- Mit dem Daumen rechtes Nasenloch verschließen (▶ Abb. 4.5).
- Durch das linke Nasenloch einatmen (dabei bis vier zählen).
- Beide Nasenlöcher verschließen schließen; Atempause (dabei bis vier zählen).
- Rechtes Nasenloch öffnen; ausatmen (dabei bis vier zählen); einatmen (dabei bis vier zählen).
- Beide Nasenlöcher verschließen; Atempause (dabei bis vier zählen).
- Linkes Nasenloch öffnen, ausatmen (dabei bis vier zählen).

Anfänger führen die **Wechselatmung** etwa 3–4 Min. lang durch. Zuvor nehmen sich die Übenden kurz aus dem Geschehen in der unmittelbaren Umgebung heraus, konzentrieren sich und beginnen dann, gezielt zu atmen.

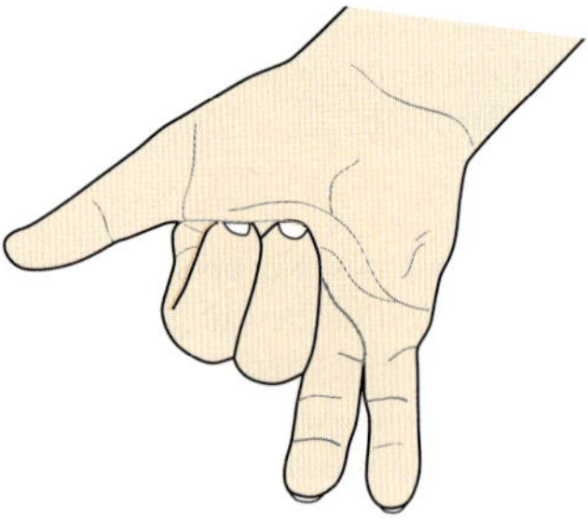

Abb. 4.4 Handhaltung für die Wechselatmung [L143]

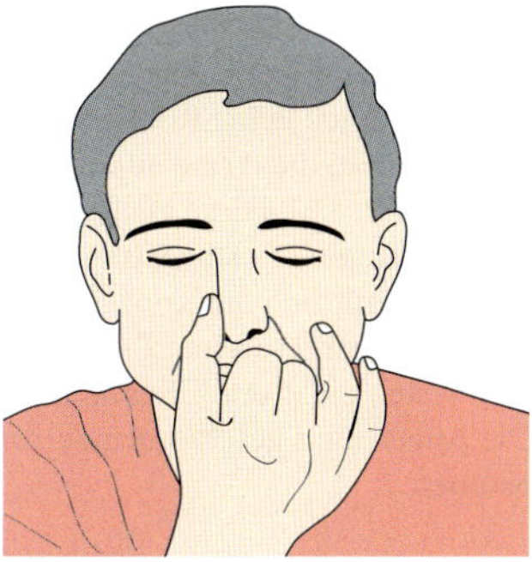

Abb. 4.5 Es ist für die Übung sinnvoll, Mund und Augen zu schließen. [L143]

4.2.2 Übungen aus dem Autogenen Training

Das **Autogene Training** wurde von dem Berliner Psychiater **Johannes Heinrich Schultz** als Konzept der Selbsttherapie in den 1920er-Jahren in Anlehnung an Strategien der Hypnose entwickelt.

Es geht bei dieser Methode vor allem darum, sich auf den eigenen Körper zu konzentrieren und dadurch ein intensives Gefühl der Entspannung zu erleben. Die konsequente Übung – empfohlen sind mindestens drei Wiederholungen der Trainingseinheiten pro Tag – führt dazu, dass die Übenden sich in einen Ruhezustand versetzen, der anschließend gemäßigte Reaktionen auf problematische Bedingungen des Alltags ermöglicht.

Merke

Für die fundierte Anwendung des Autogenen Trainings ist eine Schulung empfehlenswert. Der Grundkurs besteht meist aus 12 aufeinander aufbauenden Sitzungen, in denen die Teilnehmer unter der Anleitung eines Psychologen oder Arztes lernen, wie die Technik optimal anzuwenden ist. Nach dem Grundkurs kann man einen Aufbaukurs besuchen, der aus 5 Sitzungen besteht.

Das Autogene Training eignet sich auch als therapeutische Methode und konzentriert sich im Wesentlichen auf die Behandlung von Neurosen, Ängsten und psychosomatisch mitverursachten Erkrankungen.

Grundsätzlich lässt sich das Konzept auch in Eigenregie erlernen. Hierbei wird der Übende jedoch kaum über die Grundstufe hinaus gelangen. Die in diesem Buch vorgestellten Übungen gehören zu dieser Grundstufe und können Pflegenden einen Eindruck davon vermitteln, ob das Autogene Training eine Methode ist, die ihnen entspricht. Falls daraus weitergehende Interessen entstehen, ist ein Kurs unter professioneller Leitung zu empfehlen.

Körperposition beim Autogenen Training

Der Übende soll eine Körperposition einnehmen, die er als bequem empfindet. Es spielt keine Rolle, ob er sich dazu auf einen Stuhl (ggf. mit Armlehnen) setzt, die Arme auf einen Tisch stützt oder sich auf eine Matratze legt (▶ Abb. 4.6). Diese Haltungen können stark von der jeweiligen Umgebung abhängen. Es ist wichtig, für die Zeit der Übungen Störungen fern zu halten, damit sich die Konzentration ganz auf den eigenen Körper und die in ihm hervorgerufenen Empfindungen richten kann.
Am besten zieht der Übende die Schuhe aus und lockert enge Kleidung. Die Augen sind geschlossen zu halten, um den Konzentrationsprozess zu betonen.

Formeln des Autogenen Trainings

Beim Autogenen Training geht es darum, durch Konditionierung bestimmte Empfindungen hervorzurufen. Dazu konzentriert sich der Übende der Reihe nach auf verschiedene Teile seines Körpers.
Wesentlich ist, dass für jeden Körperteil eine Formel existiert, die immer gleich und stets in derselben Häufigkeit zu wiederholen ist.
Der Übende schweigt und stellt sich intensiv die für den jeweiligen Körperteil geltende Formel (siehe unten) vor. Nach einer 5–7-maligen Wiederholung zu dem jeweiligen Körperteil folgt z. B. die allgemeine Formel „Ich bin ganz ruhig". Dieser Satz gilt als so etwas wie die Zielvorstellung, die sich durch die Konzentration auf verschiedene Körperbereiche am Ende ergeben soll.

Konzentration auf Körperbereiche

Eine Einheit des Autogenen Trainings besteht aus sechs klassischen Grundübungen, von denen jede etwa 1–2 Min. in Anspruch nimmt, sodass insgesamt höchstens 15 Minuten auf die Entspannung zu verwenden sind.

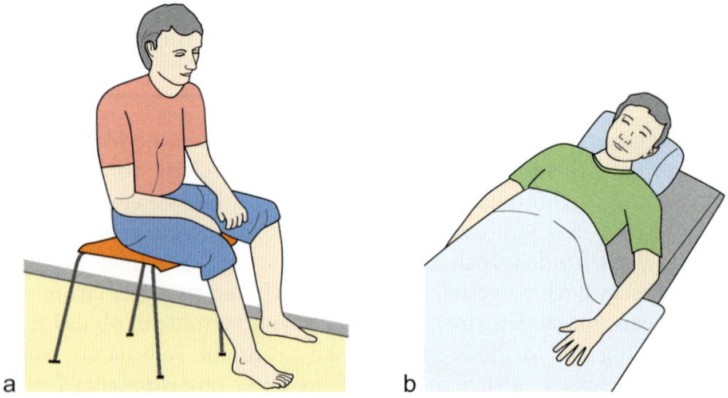

Abb. 4.6 Es ist möglich, die Übungen des Autogenen Trainings im Sitzen (a) oder Liegen (b) durchzuführen. [L143]

Das Ziel der Konditionierung setzt voraus, dass der Übende sehr schematisch vorgeht – also die Übungen stets in derselben Reihenfolge und nach demselben Muster absolviert. Am besten konzentriert er sich auch darauf, die formelhaft vorgestellten Aufforderungen an sich selbst immer mit denselben Assoziationen zu verbinden, damit der Aspekt der Autosuggestion so stark wie möglich wirken kann. Jede Hektik der Gedanken ist zu vermeiden, der Übende soll versuchen, sich gänzlich auf den Satz zu konzentrieren, der zu der jeweiligen Übung gehört, und diesen in einem angenehmen und gemächlichen Tempo mit seiner inneren Stimme fortlaufend zu wiederholen.

Merke

Der Übende schließt jeden Teil des Trainingsprogramms durch ein formelhaftes „Zurücknehmen" ab. Die dazu verwendeten Sätze lauten:

- Arme fest!
- Tief atmen!
- Augen auf!

Schwereübung Der Übende beginnt mit seinem dominanten Arm – das heißt, Rechtshänder konzentrieren sich auf den rechten, Linkshänder auf den linken Arm. Die Formel lautet: „Der rechte (linke) Arm ist schwer." Die daraus folgende Empfindung umfasst nach einiger Übung alle Extremitäten.

Wärmeübung Diesmal ersetzt der Übende das Empfinden der Schwere durch das Gefühl der Wärme. Er geht nach demselben Schema wie oben vor und die Formel lautet: „Der rechte (linke) Arm ist warm." Als Vorstellung eignet sich das Bad in warmem Wasser oder Sonnenstrahlen auf der Haut. Tatsächlich stellt sich bei entsprechender Konzentration eine messbare Erweiterung der Blutgefäße ein, wie sie auch unter dem Einfluss tatsächlicher Temperaturerhöhung auftritt.

Herzübung Hierbei geht es darum, sich den Aktionen des Herzens bewusst zu überlassen. Die Formel lautet z. B.: „Das Herz schlägt ganz ruhig." Diese Übung kann schwierig für Menschen sein, die unter einer krankhaften Ausprägung der Selbstbeobachtung (**Hypochondrie**) leiden.

Atemübung Im Zentrum steht das Ziel, der eigenen Atmung nachzuspüren, ohne sie steuern zu wollen. Hierzu können Übende aus verschiedenen Formeln wählen, z. B. „Es atmet mich." oder „Atmung ganz ruhig und gleichmäßig". Die Verringerung der Atemfrequenz, die sich während dieser Übung einstellt, vertieft die Entspannung.

Leibübung Mit dieser Übung soll das Sonnengeflecht, eine Region im Bereich des Oberbauches, entspannt werden. Die dazu gehörenden Formeln heißen „Sonnengeflecht strömend warm" oder „Leib strömend warm". Während dieser Übung entspannt sich der Magen-Darm-Trakt.

Stirnübung Sie ist üblicherweise die letzte Übung einer Sitzung. Die Formel heißt „Stirn angenehm kühl". Diese Vorstellung belebt und kündigt gleichzeitig das baldige Ende des Trainings an.

LESE- UND SURFTIPP

Deutsche Gesellschaft für Ärztliche Hypnose und Autogenes Training e. V. (DGÄHAT): www.dgaehat.de
Die Internetpräsenz enthält Adressen von Therapeuten.

4.2.3 Übungen aus der Progressiven Muskelentspannung nach Jacobson

Der amerikanische Arzt **Edmund Jacobson** entwickelte sein Konzept der **Progressiven Muskelentspannung** aus der Erkenntnis, dass ein verringerter Muskeltonus (Spannungszustand der Muskeln) die Aktivität des zentralen Nervensystems mindert und dass daraus Entspannung resultiert, die sich therapeutisch bei psychosomatischen Erkrankungen sowie zur Hilfe bei Angst oder in Stresssituationen eignet.

ACHTUNG

Es ist grundsätzlich zu empfehlen, vor Beginn mit den folgenden Übungen einen Arzt zu konsultieren. Progressive Muskelentspannung sollte von Menschen mit Neurosen, Herzmuskelschwäche oder rheumatischer Erkrankung nicht angewendet werden.

Stressauslösender Druck lässt im Körper ein standardisiertes Programm ablaufen. Der Muskeltonus erhöht sich, die Blutgefäße werden enger, Adrenalin wird ausgeschüttet, der Atem angehalten. Dadurch vermindert sich die Sauerstoffversorgung in den schmerzhaften Muskeln, bestehender Schmerz nimmt zu.

Entspannungsübungen verhelfen zu einer tiefen, ruhigen Atmung, einer guten Durchblutung und können so das Wohlbefinden steigern.

Die Methode von Jacobson ist leichter anwendbar als viele andere Entspannungsstrategien, weil keine umfangreiche Trainingseinheit abzuarbeiten ist, sondern die Übenden gezielt einzelne Teile des Programms auswählen können.

Durchführung

Für diese Übung ist es wesentlich, sich in einen stillen Raum zurückzuziehen und für die jeweils geplante Zeit jede Störung zu unterbinden.

Der Übende zieht die Schuhe aus, entfernt beengende Kleidung, legt sich auf den Rücken und schließt die Augen. Er atmet entspannt und kommt zur Ruhe.

Dann spannt er die im Folgenden genannten Muskelgruppen nacheinander jeweils zweimal an. Er hält die Spannung einige Sekunden, löst sie anschließend und genießt das Gefühl der Entspannung. Die Phase der Entspannung soll etwa 2 Min. dauern. [1]

- **Füße**
  - Zehen mit aller Kraft zur Fußsohle biegen – Spannung halten – dann lösen
  - Zehen in Richtung Fußrücken ziehen, kräftig abspreizen – Spannung halten – dann lösen
- **Beine**
  - Ferse kräftig auf die Unterlage drücken – Spannung halten – dann lösen
  - Knie durchdrücken, Beine etwas von der Unterlage abheben – Spannung halten – dann lösen
  - Knie durchdrücken, Waden gegen die Unterlage drücken – Spannung halten – dann lösen
- **Becken**
  - Gesäßmuskeln anspannen, Schließmuskel von Darm und Blase anspannen – Spannung halten – dann lösen.
- **Bauch**
  - Bauch so weit wie möglich vorwölben – Spannung halten – dann lösen
  - Bauch kräftig nach innen ziehen – Spannung halten – dann lösen
- **Schultern**
  - Schultern so weit wie möglich nach vorn ziehen – Spannung halten – dann lösen
  - Schulterblätter nach oben ziehen, als ob man die Ohren erreichen wollte – Spannung halten – dann lösen
- **Arme**
  - Arme anwinkeln – Spannung aufbauen und halten – dann lösen (▶ Abb. 4.7)
- **Hände**
  - Hände zu Fäusten ballen – Spannung halten – dann lösen
- **Gesicht**
  - Augen fest zukneifen, Mund zu einem schmalen Strich anspannen (Mundwinkel Richtung Ohren) – Spannung halten – dann lösen

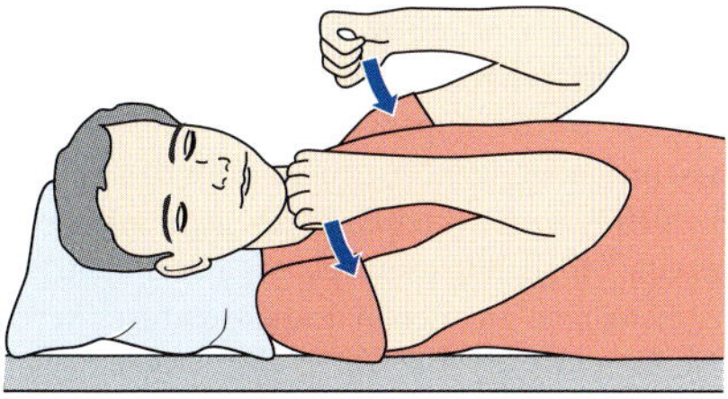

Abb. 4.7 Die Übenden winkeln die Arme an, halten kurz die Spannung und lösen sie dann. [L143]

- **Zähne**
  - Zahnreihen leicht gegeneinander pressen – Spannung halten – dann lösen
- **Zunge**
  - Zunge gegen den Gaumen drücken – Spannung halten – dann lösen

4.2.4 Stressabbau im Team durch Supervision

Definition

Supervision: Angebot eines methodisch geleiteten Gesprächsforums und problemorientierter Beratung für Personengruppen, die an einem gemeinsamen Ziel arbeiten (z. B. Pflegeteams).

Eine gute Kommunikation und gegenseitige Wertschätzung (die regelmäßig zum Ausdruck gebracht werden muss) sind wesentliche Bausteine für den Erhalt der Belastungsfähigkeit, die Pflegende besonders in Versorgungssituationen mit Demenzkranken benötigen.
Insbesondere unter dem Einfluss von (meist unausgesprochenen) Emotionen kann es zu Spannungen in Teams oder losen Personengruppen kommen, die in solche Versorgungen eingebunden sind. Wenn es den Beteiligten nicht gelingt, unmittelbar und direkt über Probleme zu reden, bietet es sich an, fest terminierte Gesprächsrunden einzurichten, die unter einer professionellen Moderation stehen. Eine weit verbreitete Methode ist die **Supervision.**
Sie kann die berufliche Handlungssicherheit fördern, das professionelle Selbstverständnis stärken und die Selbstbestimmung im Alltag steigern. In den Gesprächsrunden geht es vor allem darum, Probleme zu reflektieren und zu klären.
Dazu treffen sich die Beteiligten außerhalb ihrer eigentlichen Arbeitszeit in einer Runde, um gleichberechtigt über ihr Empfinden zu reden. Dabei lassen sich – wenn der Moderator geschickt agiert – auch schwere Verwerfungen so bearbeiten, dass alle Beteiligten zu ihrem Recht kommen. Sie erleben die geschützte Atmosphäre der Gesprächsrunde als eine Möglichkeit, unbedrängt von Termindruck oder anderen Anforderungen, ihre Standpunkte klar zu vertreten und bei den Teilnehmern auf offene Ohren zu treffen.
Es geht in der Supervision nicht um Beschönigungen, Tröstungen oder Beschwichtigungen. Vielmehr steht das Erkennen anderer Standpunkte und Bedürfnisse im Mittelpunkt des gemeinsamen Interesses. So kann Supervision eine Möglichkeit sein, eigene emotionale Bedingungen aus der Sicht anderer Beteiligter zu erleben und die dadurch verursachten Konflikte zu lösen.
Die Supervision sollte kein einmaliges Angebot sein, sondern über einen längeren Zeitraum, in einem sinnvollen Zusammenhang und nach festen Regeln erfolgen.

Da sie auch als Form der Erwachsenenbildung aufzufassen ist, bieten viele Arbeitgeber im Gesundheitswesen diese Möglichkeit der Psychohygiene an. Die Teilnahme sollte jedoch nicht verpflichtend sein, denn gute Ergebnisse dieses Austauschs setzen Freiwilligkeit der Teilnehmer sowie das gemeinsame Streben nach einer Problemlösung voraus.
Als besonders sinnvoll hat sich Supervision in Arbeitsfeldern erwiesen, die mit hoher emotionaler Belastung einhergehen – von denen z. B. die Versorgung demenzkranker Menschen eines ist.

Merke

Supervision ist als Einzelsitzung möglich. Dies ist besonders empfohlen, wenn ein einzelner Pflegender erhebliche Probleme mit den Bedingungen seiner aktuellen Umwelt empfindet. Probleme, die aufgrund der Zusammenarbeit mehrerer Individuen entstehen, lassen sich jedoch meist sinnvoller lösen, wenn alle Beteiligten in den kommunikativen Prozess einsteigen.

Supervisionssitzungen sind nicht grundsätzlich an Themen gebunden. Das bedeutet, in einer solchen Gesprächsrunde kann prinzipiell alles thematisiert werden, z. B. Erfahrungen am Arbeitsplatz, äußere Gegebenheiten, strukturelle Rahmenbedingungen, die persönliche Sicht auf Menschen und Dinge.
Wichtig ist jedoch, dass sich die Teilnehmer (ggf. mithilfe des Moderators) zu Beginn der Sitzung auf die jeweils zu behandelnden Themen verständigen. Der Moderator achtet darauf, dass die Runde bestimmte Regeln der Gesprächsführung respektiert, z. B. einander ausreden lassen, persönliche Beleidigungen vermeiden, festgelegte Redezeiten einhalten. [1]

Merke

Supervision dient nicht nur dem Ausdruck von Kritik an bestehenden Bedingungen, sondern sollte auch als Forum verstanden sein, in dem die Beteiligten einander ihre Wertschätzung mitteilen bzw. gegenseitig Lob aussprechen.

4.2.5 Allgemeine Maßnahmen

Neben den speziellen Strategien zur Bewältigung von Stress bzw. belastenden Situationen sowie den genannten Entspannungstechniken sollten Pflegende ihren Arbeitsbereich so gestalten, dass er nicht nur dem Wohl der Pflegebedürftigen dient, sondern auch ihren eigenen Bedürfnissen entspricht.
Eine permanente Unterdrückung der eigenen Wünsche im Sinne einer Selbstaufgabe gegenüber den vermeintlich größeren Ansprüchen der Erkrankten wird sich nur über eine vergleichsweise kurze Zeit aufrecht

erhalten lassen. Mögliche Folgen einer solchen Missachtung des Gleichgewichts der Interessen sind mit Schlagworten wie „Gewalt in der Pflege" oder „Burnout" exakt beschrieben.

Zu den vorbeugenden Maßnahmen, die helfen, Stress zu vermeiden bzw. sinnvoll zu kanalisieren, gehören u. a.:

- Für täglichen Ausgleich der Anspannung sorgen; angemessenes Freizeitprogramm bzw. Ruhephasen einplanen und unbedingt einhalten.
- Hilfsangebote wahrnehmen, z. B. Kurzzeitpflege zur Ermöglichung eines Urlaubs, ehrenamtliche Helfer (etwa aus einer Nachbarschaftshilfe), die unkomplizierte aber ggf. zeitraubende Aufgaben übernehmen.
- Strikt zwischen Arbeits- und Freizeit trennen (Probleme nicht unnötig mit nach Hause nehmen).
- Klare Grenzen setzen; nicht zulassen, dass das Krankheitsthema zur lebensbestimmenden Aufgabe wird.
- Geeignete Gesprächsforen zum Austausch von Erfahrungen nutzen, für professionelle Pflegende eignen sich z. B. Balint-Gruppen, für pflegende Angehörige sind Selbsthilfegruppen ein guter Anlaufpunkt.
- Fundiertes Wissen sammeln, um der Gefahr zu entgehen, Krankheitsprozesse lediglich von der emotionalen Seite zu betrachten.
- Wertschätzende Haltung gegenüber allen Beteiligten beibehalten und ggf. verteidigen.
- Regelmäßig eigene Stärken und Schwächen reflektieren (▸ Tab. 4.1).
- Qualifikationen ausbauen, z. B. durch den Besuch von Fortbildungen.
- Technische Hilfsmittel einsetzen (um körperliche Schäden durch die Belastung zu vermeiden).
- Auf körperlichen Ausgleich, z. B. durch Sport, achten.
- Zeitmanagement forcieren, z. B. Aufgaben nach ihrer Dringlichkeit gewichten.
- Perfektionsanspruch aufgeben, damit nehmen Pflegende erheblich Druck aus ihrer Arbeit.
- Konflikte zeitnah bearbeiten.

Merke

Es ist nicht leicht, sich selbst und komplexe Situationen, an denen man beteiligt ist, über eine längere Zeit objektiv im Blick zu behalten. Hilfreich kann für diesen Zweck ein **Tagebuch** sein, das regelmäßig geführt wird. Es bietet erstens den Vorteil, die eigene Entwicklung besser beurteilen zu können und zweitens lösen sich oft bereits im Prozess des Formulierens und Schreibens viele Probleme, weil der Schreibende sie in diesem Moment noch einmal anders durchdenkt, sich von dem ersten Zugriff seiner Gefühle löst und bei der intellektuellen Bearbeitung Lösungen erkennt, die nur aus der Distanz sichtbar werden konnten.

5 Multimorbidität

Definition

Multimorbidität (Mehrfacherkrankung): gleichzeitiges Vorliegen mehrerer (chronischer) Erkrankungen.

Eine Multimorbidität kann in jedem Lebensalter auftreten. Ältere Menschen sind besonders häufig betroffen. Demente Menschen mit mehreren Erkrankungen sind besonders schwer zu versorgen, weil ihre Fähigkeit zur Mitarbeit stark eingeschränkt sein kann.

5.1 Chronische Wunden

Definition

Wunde: Schädigung der Haut und Eröffnung eines nicht natürlichen Zugangs zum Körper.

Akut auftretende Wunden erfordern rasches Handeln. Je nach Ausprägung können sie durch Verbände bzw. mit einem chirurgischen Eingriff (z. B. Wundnaht) verschlossen werden. Die sachgerechte Versorgung verhindert Infektionen und begünstigt einen primären Heilungsverlauf. Als **chronisch** bezeichnet man eine Wunde, die innerhalb von 4–12 Wochen trotz Behandlung keine Tendenz zur Heilung aufweist.

5.1.1 Dekubitus

Definition

Dekubitus: „Ein Dekubitus ist eine lokal begrenzte Schädigung der Haut und/oder des darunter liegenden Gewebes, typischerweise über knöchernen Vorsprüngen, infolge von Druck oder Druck in Verbindung mit Scherkräften.“ [18]

Ein **Dekubitus** ist überwiegend die Folge von Immobilität. Gesunde Menschen entlasten die Areale ihres Körpers auch im Schlaf automatisch und verhindern so eine Gewebeschädigung.
Oft wird ein Dekubitus als Zeichen mangelhafter Pflege gedeutet. Manche Patienten befinden sich allerdings in einem derart reduzierten Zustand,

dass selbst umfassende Maßnahmen einen Dekubitus nicht zuverlässig verhindern.
Pflegende vermeiden alle zusätzlichen Risiken. Dazu gehören:

- Scherkräfte (z. B. durch unsachgemäße Mobilisation im Bett, bei der sich die Schichten der Haut gegeneinander verschieben)
- Falten im Laken
- Feuchte Haut
- Über- oder Untergewicht
- Mangel- und Fehlernährung
- Flüssigkeitsmangel (Dehydratation)
- Niedriger Blutdruck

Man teilt Dekubitus in verschiedene Kategorien ein:

Kategorie/Stadium I: Nicht wegdrückbares Erythem Intakte Haut mit nicht wegdrückbarer Rötung eines lokalen Bereichs, gewöhnlich über einem knöchernen Vorsprung. Bei dunkel pigmentierter Haut ist ein Abblassen möglicherweise nicht sichtbar, die Farbe kann sich aber von der umgebenden Haut unterscheiden.

Kategorie/Stadium II: Teilverlust der Haut Teilzerstörung der Haut (bis in die Dermis/Lederhaut), die als flaches, offenes Ulkus mit einem rot bis rosafarbenen Wundbett ohne Beläge in Erscheinung tritt. Kann sich auch als intakte oder offene/ruptierte, serumgefüllte Blase darstellen.

Kategorie/Stadium III: Vollständiger Verlust der Haut Vollständiger Gewebeverlust. Subkutanes Fett kann sichtbar sein, aber Knochen, Sehne oder Muskel liegen nicht offen. Beläge können vorhanden sein, die aber nicht die Tiefe des Gewebeverlusts verdecken. Es können Taschenbildungen oder Unterminierungen vorliegen.

Kategorie/Stadium IV: Vollständiger Gewebeverlust Vollständiger Gewebeverlust mit freiliegenden Knochen, Sehnen oder Muskeln. Beläge oder Schorf können an einigen Teilen des Wundbettes vorhanden sein. Es können Taschenbildungen oder Unterminierungen vorliegen.

Keiner Kategorie/keinem Stadium zuordenbar: Tiefe unbekannt Ein vollständiger Gewebeverlust, bei dem die Basis des Ulkus von Belägen (gelb, hellbraun, grau, grün oder braun) und/oder Schorf im Wundbett bedeckt ist.

Vermutete tiefe Gewebeschädigung: Tiefe unbekannt Livid oder rötlich brauner, lokalisierter Bereich von verfärbter, intakter Haut oder blutgefüllte Blase aufgrund einer Schädigung des darunterliegenden Weichgewebes durch Druck und/oder Scherkräfte. Diesem Bereich vorausgehen kann Gewebe, das schmerzhaft, fest, breiig, matschig, im Vergleich zu dem umliegenden Gewebe wärmer oder kälter ist.

Merke

Ein Dekubitus der Kategorie I lässt sich mit einer einfachen Kontrolle, dem **Fingerdrucktest,** identifizieren. Dazu drückt die Pflegekraft mit einem Finger auf die gerötete Hautstelle. Bleibt die Rötung bestehen, liegt ein Dekubitus vor.

Pflege

Die Pflege von Dekubitus zielt auf Druckentlastung durch Bewegungsförderung bzw. einen Lagerungs-/Positionierungsplan. Das Gewicht des Betroffenen soll nicht auf der geschädigten Haut lasten. Zusätzliche Maßnahmen:

- Sachgerechte Wundbehandlung
- Trockenhalten der Haut
- Sinnvolle Hautreinigung und -pflege
- Eiweiß- und vitaminreiche Ernährung
- Ausreichende Flüssigkeitszufuhr

5.1.2 Diabetisches Fußulkus

Definition

Diabetisches Fußulkus: chronische Wunde am Fuß von Diabetikern, die aufgrund einer bestehenden reduzierten Empfindungsfähigkeit durch das Vorliegen einer Polyneuropathie sowie durch eine verminderte Durchblutungssituation des Fußes (Angiopathie) entsteht.

Das diabetische Fußulkus kann eine Amputation erforderlich machen. Daraus resultiert eine erhebliche Einschränkung der Mobilität, die zu Folgeerkrankungen führen kann. Die Wunde zeigt sich zunächst als ein umschriebener Hautdefekt, der oft an der Fußsohle oder einer Zehe auftritt.

Pflege

- Sorgfältige tägliche Kontrolle der Füße auf Verletzungen
- Füße nach dem Waschen (am besten mit lauwarmem Wasser) sorgfältig abtrocknen und dabei auf die Zehenzwischenräume achten.
- Haut sorgfältig eincremen und darauf achten, dass das Präparat vor dem Anziehen der Socken eingezogen ist.
- Nagelpflege der Füße durch Podologen durchführen lassen.
- Keine aggressiven Substanzen (z. B. Salicylsäure in Hühneraugenpflastern) aufbringen. Hühneraugen durch Podologen entfernen lassen.
- Weite und weiche Schuhe aus Naturmaterialien tragen.
- Immer vollständig in die Schuhe schlüpfen, nicht mit heruntergetretenem Fersenteil laufen.

- Socken aus Kunstfasern vermeiden. Besser eignen sich Baumwollstrümpfe ohne Nähte. Sie sind täglich zu wechseln und faltenfrei überzustreifen. Straffe Bündchen können schädlich wirken.
- Direkte Einwirkung großer Hitze vermeiden.
- Nicht barfuß laufen (Verletzungsgefahr).

5.1.3 Ulcus cruris arteriosum

Definition

Ulcus cruris arteriosum: Folge einer **peripheren arteriellen Verschlusskrankheit** (pAVK) und als Zeichen einer schweren Grunderkrankung zu werten – auch wenn die Wunde selbst zunächst nicht bedrohlich wirkt.

Das Ulcus cruris arteriosum entsteht durch einen arteriosklerotischen Prozess, der nach und nach die peripheren Arterien verengt. Häufig sind die Beine betroffen. Die Erkrankung zeigt sich auch in anderen Körperregionen, z. B. Herz, Nieren oder Gehirn. [19] Deshalb ist die Verschlusserkrankung im Stadium der Ulkusbildung als systemische Erkrankung zu begreifen, die sich nicht heilen lässt.
Das Ulcus cruris arteriosum fällt meist durch eine Schwarzfärbung der betroffenen Gewebegebiete **(Nekrose, Gangrän)** auf. Typischerweise sind Zehen und Fersen betroffen.

Pflege

- Tieflagerung der Beine
- Abknicken der Gefäße in der Leiste vermeiden (Sitzen ist ungünstig). Bei bettlägerigen Menschen erhöhen Pflegende das Kopfteil um max. 60°.
- Weich- bzw. Hohllagerung der Beine, ggf. Bettbogen verwenden.
- Keine beengenden Schuhe, Strümpfe und Hosen tragen.
- Zu Bewegungsübungen und Gehtraining (gilt für geringe Ausprägungen der pAVK) motivieren.
- Füße nach dem Waschen sorgfältig trocknen.
- Haut täglich auf Zeichen eines Gewebeschadens inspizieren.
- Nägel mit einer Feile kürzen, professionelle Fußpflege hinzuziehen.
- Füße und Beine kontinuierlich warm halten, dazu Wollsocken tragen oder bei bettlägerigen Menschen Füße mit einem lockeren Watteverband umwickeln.
- Für einen ausgeglichenen Flüssigkeitshaushalt sorgen (angeordnete Zufuhrbeschränkungen beachten).

Mögliche Behandlung:

- Wunde mit Kochsalz- oder Ringer-Lösung spülen.
- Schleimhautdesinfektionsmittel aufbringen und Einwirkzeit abwarten. (Eine trockene Gangrän benötigt keine Reinigung und keine Desinfektion, sondern ist durch einen trockenen Verband gewissermaßen zu konservieren.)
- Wunde sorgfältig trocknen.
- Sterile Kompressen zwischen die Zehen legen und mit einer Mullbinde locker fixieren. Ggf. Watteverband zur Polsterung und zur Erhaltung der Wärme anlegen. Druck auf das Gewebe verhindern.

5.1.4 Ulcus cruris venosum

Definition

Ulcus cruris venosum: chronische Wunde, die sich überwiegend aus einer Veränderung der Venenwände entwickelt.

Mehr als die Hälfte der Menschen leidet unter krankhaften Erweiterungen des oberflächlichen Venensystems **(Varikosis, Krampfaderleiden).** Diese chronisch venöse Insuffizienz (CVI) kann zu einem Ulcus cruris venosum führen.

Pflege

Neben der angemessenen Wundversorgung ist vor allem eine kontinuierliche Kompression sicherzustellen. Zur Anwendung bei demenzkranken Menschen eignen sich Kompressionsstrümpfe, weil sie unempfindlicher gegenüber Manipulationen durch den Betroffenen sind.
Unterstützende Maßnahmen sind z. B.:

- Hochlagerung der Beine über längere Zeit (benötigt bei dementen Menschen Motivation und erfolgt bevorzugt in den Ruhezeiten)
- Bewegungsprogramme, die von Physiotherapeuten zusammengestellt und von Pflegekräften durchgeführt werden

5.1.5 Prinzipien der modernen Wundbehandlung

Die **moderne Wundbehandlung** beruht auf der Erkenntnis, dass fast alle Wunden besser heilen, wenn sie feucht und kontinuierlich temperiert gehalten werden. Jede Manipulation ist abzuwägen, weil sie die Heilungsprozesse unterbrechen und die bei chronischen Wunden reduzierten Bedingungen verschlechtern kann. Es wurden zahlreiche Wundauflagen entwickelt, die für Wunden ein möglichst ideales Klima schaffen.

Wundverbände

Moderne Wundverbände (▶ Tab. 5.1) dienen dem Schutz vor mechanischen Reizen, der Aufnahme des Wundsekrets, der Applikation von Wirkstoffen und bilden die äußere Hülle einer Kammer, in der günstige Voraussetzungen für die Heilung entstehen. Ihre Eigenschaften:

- Undurchlässigkeit für Krankheitserreger und Verhinderung von Kontaminationen und Infektionen
- Schutz vor Austrocknung und Auskühlung
- Gewährleistung des Gasaustausches
- Unterstützung der durch den Körper vollzogenen Wundreinigung
- Gute Verträglichkeit, geringes allergenes Potenzial, keine Irritation des Wundgrundes
- Unterstützung der Wundruhe durch seltene Verbandswechsel
- Leichte Handhabung für den Anwender und hoher Tragekomfort für die Patienten
- Kostenersparnis durch lange Standzeit und einen möglichst geringen Bedarf an Verbandsstoffen zur Fixierung
- Verfügbarkeit in unterschiedlichen Größen [19]

5

Merke

Verbandsstoffe, die in unmittelbaren Kontakt zur Wunde kommen, müssen vor der Anwendung steril sein und sind unter Wahrung der Keimfreiheit aufzubringen.

Besonderheiten bei demenzkranken Menschen

Demenzielle Veränderungen des Patienten können die Versorgung chronischer Wunden erschweren, weil Betroffene die Behandlungen nicht immer akzeptieren. Außerdem besteht das Risiko, dass die Patienten an dem Verband manipulieren oder ihn entfernen.

- Eine Beratung kann (je nach dem Stadium der demenziellen Einschränkung) problematisch oder unmöglich sein.
- Verweigerung notwendiger Maßnahmen
- Schwierigkeiten bei der Aufrechterhaltung der Hygiene (v. a. bei infizierten Wunden) durch die Entfernung der Verbandsmaterialien
- Mangelhafte Ernährungssituation führt zu einer (zusätzlich) reduzierten Heilungstendenz.

Menschen mit Demenz unterliegen einem höheren Risiko, chronische Wunden zu entwickeln, weil sie wegen ihrer verminderten Körperwahrnehmung Schutzmechanismen verlieren und sich häufiger verletzen.

Pflegerische Maßnahmen sind u. a.:

- Möglichst hautfarbene Verbandsmaterialien benutzen, um den optischen Anreiz zur Entfernung des Verbands zu reduzieren.
- Durch Beschäftigung ablenken.
- Feste Tagesstruktur bieten.
- Angehörige einbeziehen.

Tab. 5.1 Wirkung und Einsatzgebiete verschiedener Wundauflagen [19]

Material	Indikationen	Anwendung	Vorteile
Konventionelle Wundauflagen			
Mull-, Vlies- und Saugkompressen			
• Baumwolle • Viskose (Zellulose) • Vliesstoff (aus Garn hergestellt)	• Akutwunden • Stark sezernierende Wunden in der Reinigungsphase • Sicherung moderner Wundauflagen	• Locker auflegen und sicher befestigen • Bei Durchnässung wechseln, ggf. mehrmals täglich	• Gute Ableitung von Sekreten (Saugkraft abhängig vom Material) • Gute Polsterung • Niedriger Preis
(Imprägnierte) Wundgazen			
• Gitter, die mit Fettsalben oder Ö/W-Emulsion getränkt sind (Polyamid- oder Silikongitter sind nicht imprägniert) • Können Wirkstoffe enthalten, z. B. Antiseptika	• Oberflächliche, leicht bis mäßig sezernierende Wunden (z. B. nach Verbrennung, Hauttransplantation) • Infektionsprophylaxe (Gaze mit Wirkstoffen)	• Imprägnierte Wundgazen liegend und nicht über 25 °C lagern • Einlagig aufbringen, um Sekretabfluss zu gewährleisten • Mit Sekundärverband abdecken • Bei Bedarf wechseln, mindestens einmal täglich	• Kein Verkleben mit der Wunde • Preiswerte Alternative zu hydroaktiven Verbänden bei oberflächlichen Wunden

Tab. 5.1 Wirkung und Einsatzgebiete verschiedener Wundauflagen [19] *(Forts.)*

Hydroaktive Wundauflagen			
Alginate			
• Braunalgen	• Mäßig bis stark sezernierende Wunden • Infizierte Wunden • Tiefe Wunden (Wundtaschen, Fisteln) • Blutende Wunden	• Passend auf bzw. in die Wunde legen; nicht über den Wundrand ragen lassen • Ggf. mit NaCl 0,9 % oder Ringer-Lösung anfeuchten • Mit Saugkompressen oder PU-Schaumverband fixieren • Verbandswechsel spätestens nach sieben Tagen (bzw. bei Erreichen der Aufnahmekapazität)	• Extrem saugfähiges Material • Gelbildung sichert feuchtes Wundklima • Gut zur Tamponade tiefer Wunden geeignet
Hydrofaser-Verbände			
• Natriumcarboxymethylzellulose (gelbildend)	• Infizierte Wunden (engmaschige Beobachtung nötig)	• (Siehe Alginate)	• Geringe Gefahr der Mazeration des Wundrandes
Hydrokolloide			
• Semiokklusive Polyurethan-Folie oder -Schaumstoff (mit stark quellenden Stoffe versetzt, z. B. Pektin) • In verschiedenen Stärken und Formen erhältlich, z. B. für die Ferse	• Leicht bis mäßig stark sezernierende Wunden • Bei infizierten Wunden nicht anwenden (Hydrokolloide sind nicht atmungsaktiv, es bildet sich ein Vakuum und somit ein gutes Milieu für Keime)	• Auf trockene, fettfreie Haut ca. 3 cm überlappend auflegen • Ggf. zusätzliche Fixierung nötig • Verbandswechsel, wenn Gelblase den Rand erreicht, spätestens nach sieben Tagen	• Geben Feuchtigkeit ab und unterstützen die Lösung von Belägen • Selbstklebend, d. h. meist ohne Sekundärverband verwendbar • Duschen möglich

Tab. 5.1 Wirkung und Einsatzgebiete verschiedener Wundauflagen [19] *(Forts.)*

Hydroaktive Wundauflagen			
Hydrogele			
• Kunststoffverbindungen mit einem Wassergehalt von 60–90 %	• Dünne Nekrosen, Beläge, Krusten • Schwach bis mäßig sezernierende Wunden • Oberflächliche Wunden	• Kompresse 2 cm überlappend auf die Wunde legen, Gel ca. 5 mm dick auf die Wunde streichen • Sekundärverband wählen, z. B. PU-Schaumverband • Verbandswechsel, wenn Aufnahmekapazität erreicht ist, spätestens nach sieben Tagen • Täglicher VW während der Auflösung von Nekrosen und Belägen	• Wundbefeuchtung • Unterstützung der Lösung von Belägen • Schmerzfreie Verbandswechsel • Transparenz ermöglicht Wundbeurteilung durch den Verband
Kollagene Wundauflagen			
• Schweine- oder Rinderkollagen	• Chronische Wunden mit geringer Heilungstendenz • Leicht blutende Wunden	• Auf die richtige Größe zuschneiden oder falten und guten Kontakt zum Wundgrund herstellen • Reste des Kollagens beim Verbandswechsel nicht entfernen, sondern von der Wunde resorbieren lassen	• Kann viel Exsudat und Zelltrümmer aufnehmen • Bindet überschüssige Proteasen, entzündungsfördernde Radikale und Zytokine • Blutstillende Wirkung • Werden von der Wunde resorbiert

Tab. 5.1 Wirkung und Einsatzgebiete verschiedener Wundauflagen [19] *(Forts.)*

Hydroaktive Wundauflagen			
Polyurethanschäume und Hydropolymere			
• Schaumförmiger Kunststoff	• Mäßig bis stark sezernierende Wunden	• Kompressen ca. 3 cm überlappend auflegen oder locker in die Wunde tamponieren • Cavity-Formen dürfen die Wunde nur zu $^{2}/_{3}$ ausfüllen, da sie sich ausdehnen • Kompressen dürfen zugeschnitten werden, Cavity-Formen nicht • Verbandswechsel wenn Aufnahmekapazität erreicht ist, spätestens nach sieben Tagen	• Können das 20–30-Fache ihres Eigengewichts an Wundexsudat aufnehmen • Schaffen ein optimales Klima in der Wunde durch Thermoisolation, Feuchthalten, Gas- und Wasserdampfaustausch • Lassen sich rückstandsfrei entfernen • Gute polsternde Eigenschaft • Auch unter Kompressionsverband geeignet
Semipermeable Wundfolien			
• Polyurethan (halbdurchlässig)	• Oberflächliche Wunden mit geringer Sekretion • Als Sekundärverband geeignet • Fixierung von i. v.-Zugängen	• Klebt nur auf trockener und fettfreier Haut • Ggf. Haare entfernen • Max. sieben Tage belassen	• Aufrechterhaltung eines idealfeuchten Wundmilieus • Wundbeurteilung durch die Folie möglich • Selbstklebend • Duschen möglich

Tab. 5.1 Wirkung und Einsatzgebiete verschiedener Wundauflagen [19] *(Forts.)*

Antibakterielle und geruchsbindende Wundauflagen			
Aktivkohlekompressen			
• Aktivkohle (in Kombination mit verschieden saugfähigen Materialien) • Ggf. Silber	• Infizierte und übel riechende Wunden	• Flach auf die Wunde legen oder locker in tiefe Wunden tamponieren • Ggf. Saugkompressen oder hydroaktive Wundauflage darüberlegen • Verbandswechsel bei Bedarf, meist einmal täglich • Aktivkohlekompresse soll max. drei Tage verbleiben	• Preisgünstig • Bindet Gerüche und Eiweiße
Silberhaltige Wundauflagen			
• Elementares oder nanokristallines Silber • Ggf. Aktivkohle	• Infizierte oder infektionsgefährdete sekundär heilende Wunden • Kontraindikation: Silberallergie	• Wundauflage ggf. nach Herstellerangabe mit NaCl 0,9 % oder Ringer-Lösung anfeuchten und auflegen • Sekundärverband auswählen • Wechselintervalle abhängig von der Exsudation • Maximale Liegedauer nach Herstellerangaben	• Breites Wirkspektrum gegen Keime • Keine Resistenzentwicklung möglich • Gute Verträglichkeit • Lange Wirkdauer

5.2 Schmerzen

Menschen mit Demenz sind in Bezug auf Schmerzbehandlung benachteiligt. Da sie zu depressiven Stimmungslagen neigen, ordnen Bezugspersonen ihre Klagen nicht selten den Umständen der Demenz zu, anstatt dem tatsächlich bestehenden Schmerz.
Die Betroffenen fordern ihre Umgebung heraus, indem sie z. B. ein großes Bewegungsbedürfnis zeigen, in ihren Handlungen kaum beeinflussbar sind und Regeln nicht einhalten. Demenzkranke Menschen erfahren deshalb weniger Verständnis für ihre körperlichen Probleme.

Merke

Weil demente Menschen im fortgeschrittenen Stadium der Erkrankung nicht in der Lage sind, ihr Schmerzempfinden mitzuteilen, sind Pflegende gefordert, genau zu beobachten und sich von anderen Symptomen der demenziellen Erkrankung nicht täuschen zu lassen.

Menschen mit Demenz, die sich verbal verständlich äußern, können Skalen zur Selbsteinschätzung verwenden, z. B. die Numerische Rating-Skala. Damit ordnet der Betroffene die aktuelle Schmerzstärke zwischen 0 (kein Schmerz) und 10 (stärkster vorstellbarer Schmerz) ein.

5.2.1 Fremdeinschätzung der Schmerzstärke

Wenn die demenzielle Erkrankung die kommunikativen Fähigkeiten stark eingeschränkt hat, ist es notwendig, auf Instrumente der Fremdeinschätzung zurückzugreifen.
Neben anderen Assessments eignet sich dazu das **BISAD** (Beobachtungsinstrument für das Schmerzassessment bei alten Menschen mit Demenz). Es wurde aus dem **ECPA-Schema** (*Echelle compartementale de la douleur pour personnes âgées non communicantes*) entwickelt und ist auf die Bedürfnisse und Eigenheiten demenzkranker Patienten ausgerichtet. Menschen, die sich aus anderen Gründen zu ihrem Befinden nicht verbal äußern können, sollen nicht damit eingeschätzt werden (▶ Tab. 5.2).

Tab. 5.2 Der Beobachtungskatalog des BISAD ermöglicht die Erfassung von Schmerzen bei Menschen mit fortgeschrittener Demenz (hier in leicht modifizierter Fassung).

I: Beobachtung vor der Mobilisation		
Kriterium 1 – Gesichtsausdrücke: Blick und Mimik		
0	Entspanntes Gesicht	
1	Sorgenvolles Gesicht	
2	Person verzieht von Zeit zu Zeit das Gesicht	

Tab. 5.2 Der Beobachtungskatalog des BISAD ermöglicht die Erfassung von Schmerzen bei Menschen mit fortgeschrittener Demenz (hier in leicht modifizierter Fassung). ***(Forts.)***

I: Beobachtung vor der Mobilisation		
3	Ängstlicher Blick/verkrampftes Gesicht	
4	Vollkommen erstarrter Ausdruck	
Kriterium 2 – Spontane Ruhehaltung		
0	Keine Schonhaltung	
1	Person vermeidet eine bestimmte Position	
2	Person nimmt eine deutliche Schonhaltung ein	
3	Person sucht ohne Erfolg nach einer schmerzfreien Schonhaltung	
4	Person bleibt unbeweglich, wie von Schmerzen gelähmt	
I: Beobachtung vor der Mobilisation		
Kriterium 3 – Bewegung der Person (innerhalb bzw. außerhalb des Betts)		
0	Person bewegt sich (bzw. bewegt sich nicht) wie gewohnt ([1])	
1	Person bewegt sich wie gewohnt ([1]), vermeidet aber bestimmte Bewegungen	
2	Langsamkeit, Seltenheit der Bewegungen im Gegensatz zur Gewohnheit ([1])	
3	Immobilität im Gegensatz zur Gewohnheit ([1])	
4	Reglosigkeit ([2]) oder starke Unruhe im Gegensatz zur Gewohnheit	
Kriterium 4 – Über die Beziehung zu Anderen ([3])		
0	Gleiche Art des Kontakts wie gewohnt ([1])	
1	Kontakt ist schwerer herzustellen als gewohnt ([1])	
2	Person vermeidet die Beziehung im Gegensatz zur Gewohnheit ([1])	
3	Fehlen jeglichen Kontakts im Gegensatz zur Gewohnheit ([1])	
4	Totale Teilnahmslosigkeit im Gegensatz zur Gewohnheit ([1])	

Tab. 5.2 Der Beobachtungskatalog des BISAD ermöglicht die Erfassung von Schmerzen bei Menschen mit fortgeschrittener Demenz (hier in leicht modifizierter Fassung). ***(Forts.)***

II: Beobachtungen während der Mobilisation		
Kriterium 5 – Ängstliche Erwartung bei der Pflege		
0	Person zeigt keine Angst	
1	Ängstlicher Blick/Ausdruck	
2	Person ist unruhig	
3	Person ist aggressiv	
4	Schreie, Seufzer, Stöhnen	
Kriterium 6 – Reaktionen während der Mobilisation		
0	Person lässt sich mobilisieren und bewegt sich selbst, ohne der Aktivität besondere Aufmerksamkeit zu schenken	
1	Person blickt angespannt und scheint die Mobilisation und Pflege zu fürchten	
2	Person hält sich mit den Händen fest oder führt die Hände der Pflegekraft während der Mobilisation oder Pflege	
II: Beobachtungen während der Mobilisation		
Kriterium 6 – Reaktionen während der Mobilisation		
3	Person nimmt während der Mobilisation oder Pflege eine Schonhaltung ein	
4	Person wehrt sich gegen die Mobilisation oder Pflege	
Kriterium 7 – Reaktionen während der Pflege der schmerzenden Bereiche		
0	Keinerlei Reaktion während der Pflege	
1	Reaktion während der Pflege, aber nicht darüber hinausgehend	
2	Reaktion auf Berührung der schmerzenden Bereiche	
3	Reaktion auf leichte Berührung der schmerzenden Bereiche	
4	Annäherung an die schmerzenden Bereiche ist unmöglich	

5

Tab. 5.2 Der Beobachtungskatalog des BISAD ermöglicht die Erfassung von Schmerzen bei Menschen mit fortgeschrittener Demenz (hier in leicht modifizierter Fassung). *(Forts.)*		
II: Beobachtungen während der Mobilisation		
Kriterium 8 – Während der Pflege vorgebrachte Klagen		
0	Person klagt nicht	
1	Person klagt, sobald die Pflegekraft sich ihr zuwendet	
2	Person beginnt zu klagen, sobald eine Pflegekraft anwesend ist	
3	Person stöhnt oder weint leise und spontan	
4	Person schreit oder klagt heftig und spontan	
Erreichte Punktzahl		

Das **Beobachtungsinstrument für das Schmerzassessment bei alten Menschen mit Demenz** (BISAD) basiert auf der **Echelle compartementale de la douleur pour personnes âgées non communicantes** (ECPA), Morello, Jean, Alix et al. 2007 © 2005, 2007 der deutschen Version: Thomas Fischer, Charité – Universitätsmedizin Berlin. Abdruck mit freundlicher Genehmigung.
(1) Bezieht sich auf den vorangegangenen Tag/die vorangegangenen Tage.
(2) Völlige Unbeweglichkeit.
(3) Gemeint sind Beziehungen aller Art, mittels Blicken, Gesten oder verbalem Ausdruck.

Merke

Pflegende denken daran, dass auch das BISAD nicht mehrdimensional ausgelegt ist und deshalb lediglich das unmittelbare Schmerzerleben (bzw. dessen äußere Zeichen) abbildet.

Die Anwendung des BISAD ist nicht ohne Aufwand möglich, weil darin zahlreiche Reaktionen auf pflegerische Manipulationen zu beurteilen sind. Es kann sinnvoll sein, die Schmerzeinschätzung zu zweit durchzuführen, weil es einer Pflegekraft allein nicht möglich ist, z. B. während der Mobilisation den Gesichtsausdruck des Patienten zu beobachten.

ACHTUNG

Die Auswertung ergibt eine Zahl zwischen 0 und 32 Punkten. Aus methodischen Gründen ist es nicht möglich, ein festes Bewertungsschema anzugeben. Auch ein Patient, der nach den BISAD-Kategorien 0 Punkte erreicht, kann Schmerzen haben. Anwender sind aufgefordert, alle Beobachtungen sowie ihre Kenntnisse über die Krankengeschichte des Betroffenen in ihre Beurteilung einzubeziehen.

Um zu einer möglichst genauen Einschätzung zu gelangen, sollten Pflegekräfte die Patienten in Zeiten ohne äußere Manipulation beobachten. Es ist empfohlen, die Einschätzung mehrmals wöchentlich (am besten täglich) vorzunehmen und entsprechend zu dokumentieren. Es sollen sich vor allem Pflegende an der Einschätzung beteiligen, die den Patienten gut kennen.

Merke

Auch bei Menschen mit höhergradigen demenziellen Erkrankungen hat die Selbsteinschätzung Vorrang vor der Fremdbewertung.

5.2.2 Behandlungsschema

Die **Weltgesundheitsorganisation** (*World Health Organization/WHO*) hat von einem internationalen Expertengremium ein Schema zur Behandlung von Tumorschmerzen erarbeiten lassen.
Über alle Stufen des Schemas hinweg ist der Patient mithilfe von begleitenden Therapien zu stützen, die seine Widerstandsfähigkeit, sein positives Lebensgefühl sowie die Bedingungen seiner Umwelt so gut wie möglich stärken bzw. verbessern.

Merke

Mit dem WHO-Stufenschema lässt sich bei mehr als 80 % der Patienten eine gute Schmerzlinderung erreichen.

In Deutschland bestehen immer noch erhebliche Vorbehalte gegen die Verordnung opioider Analgetika, wobei vor allem das Risiko einer **Suchtentwicklung** als Begründung für die Zurückhaltung genannt wird. Sie ist nicht stichhaltig, weil ein angemessener Einsatz der gut wirksamen Substanzen genau diese unerwünschte Wirkung nicht entfaltet.

Stufe I Bei leichten, meist noch nicht chronisch zu nennenden Schmerzen gilt Stufe I, in der nichtopioide Analgetika zur Anwendung kommen. Die damit therapierbaren Schmerzen entsprechen meist einer Stärke zwischen 1–3 auf der Numerischen Rating-Skala.

Stufe II Sie richtet sich gegen mittelgradige Schmerzen, die auf der Numerischen Rating-Skala mit 3–6 bezeichnet werden. Allerdings ist allein die Schmerzstärke kein ausreichendes Kriterium für den Einsatz der schwächer wirksamen opioiden Analgetika, die hier vorgesehen sind. Bei vielen Schmerzformen ist die Kombination mit nichtopioiden Analgetika sinnvoll, weil z. B. Opioide allein gegen nozizeptiven Schmerz nicht ausreichend wirken.

Stufe III In Stufe III kombiniert der Arzt stark wirkende opioide Analgetika mit Wirkstoffen nichtopioider Herkunft. Diese Stufe ist geeignet bei

Schmerzen, die auf der Numerischen Rangskala die Stärke 7–10 erreichen und bei denen Höchstdosierungen der Stufe-II-Substanzen keine angemessene Schmerzlinderung erzielen.
Ein wesentliches Merkmal des WHO-Schemas ist die Berücksichtigung begleitender Behandlungsstrategien über alle Stufen hinweg.

Pflegerische Aufgaben

- Informationen über Möglichkeiten des Schmerzmanagements, Wirkungen von Analgetika, möglichen begleitenden Behandlungsstrategien.
- Anleitung zur selbstständigen Dokumentation des Schmerzverlaufs sowie z. B. Übernahme dieser Aufgabe
- Schulung bzw. Beratung zu Entspannungstechniken
- Beratung über unerwünschte Wirkungen der Schmerztherapie sowie die Wege, ihnen wirksam zu begegnen
- Organisation einer lückenlosen Betreuung auch bei Wechseln zwischen verschiedenen Versorgungseinrichtungen (z. B. stationär, ambulant, Hospiz) im Sinne eines angemessenen Case-Managements
- Übernahme von Alltagsaktivitäten sowie Unterstützung bei entsprechenden Verrichtungen, z. B. Körperpflege, Aufrechterhaltung der Vitalzeichen, Bewegung, Kommunikation, Sinnfindung, Pflege sozialer Beziehungen, Reflektion existenzieller Erfahrungen
- Sicherung einer bedarfsgerechten Ernährung, z. B. durch das Angebot von Fingerfood oder leicht zu schluckender Speisen bzw. das Management einer enteralen oder parenteralen Ernährung
- Sicherung der angemessenen Versorgung mit Analgetika
- Koordination der Zusammenarbeit verschiedener Berufsgruppen
- Einsatz nichtmedikamentöser Maßnahmen (z. B. Wärme, Kälte, Ablenkung)

5.3 Arzneimittelabhängigkeit

Definition

Abhängigkeit (stoffgebundene): tief empfundener Zwang, Substanzen zu konsumieren, an die sich der Körper gewöhnt hat.

Bei einer Abhängigkeit ist die Kontrollfähigkeit des Betroffenen vermindert. Er ist nicht in der Lage, Menge und Zeitpunkt des Konsums frei zu bestimmen. In den Phasen eines mangelnden Nachschubs entstehen Entzugszeichen.
Demenzkranke Menschen sind bezüglich einer Suchtentwicklung mehrfach benachteiligt, weil sie üblicherweise nicht freiwillig mit der missbräuchlichen Verwendung abhängigkeitserzeugender Arzneimittel begonnen haben, sondern sie zur Reduzierung ihrer Krankheitszeichen

verabreicht bekommen. Häufig handelt es sich dabei um **Sedativa** (Beruhigungsmittel) vom Benzodiazepin-Typ.

5.3.1 Entstehung

Abhängigkeiten können sich durch die Verabreichung mehrerer Substanzgruppen ergeben. Opioide Schmerzmittel stehen in Deutschland traditionell unter dem Vorbehalt, unerwünschte Effekte der Gewöhnung hervorzurufen. Deshalb kommen sie auch bei dementen Menschen oft nicht in ausreichender Menge und viel zu spät zum Einsatz (▶ Kap. 5.2).
Bei den Benzodiazepinen gelten indes ganz andere Voraussetzungen. Sie gehören zu den am häufigsten verordneten Arzneimittelgruppen und ihre Verabreichung orientiert sich oft nicht am Bedarf des Betroffenen, sondern an den Wünschen der Bezugspersonen. Nächtliche Aktivität demenzkranker Menschen weckt in den Betreuenden nicht selten den Wunsch nach Ruhe, die sich scheinbar mittels einer entsprechenden Medikation leicht herbeiführen lässt.
Oft nehmen Erkrankte die Präparate über Jahre ein, obwohl sämtliche Empfehlungen einen kurzfristigen Gebrauch nahelegen.

Merke

Der Benzodiazepin-Missbrauch lässt ein Problem entstehen, das nur bei dieser Substanzgruppe vorkommt. Es handelt sich um die „Niedrigdosis-Abhängigkeit“, eine Gewöhnung, die bereits im Rahmen einer therapeutisch sinnvollen Dosierung eintritt.

5.3.2 Behandlung

Wenn eine Abhängigkeit von Benzodiazepinen besteht, ist zunächst abzuwägen, ob es erforderlich ist, etwas dagegen zu unternehmen. Weil einige der Substanzen nur in geringem Umfang toxisch wirken, kann es sinnvoll sein, die Medikation bis zum Lebensende aufrechtzuerhalten, um dem Patienten die Risiken eines Entzugs zu ersparen.
Wenn ein Entzug angezeigt ist, erfolgt das Absetzen der Präparate vorsichtig und unter dauerhafter Beobachtung, um unerwünschte Wirkungen zu vermeiden und Krisen rasch angehen zu können. [20]
Allerdings hat sich gezeigt, dass auch bei alten Menschen ein Entzug nicht riskanter ist als in jungen Jahren – sofern die Reduzierung der Dosis genügend langsam erfolgt.

5.3.3 Pflegerische Maßnahmen

Pflegende sind grundsätzlich verpflichtet, kritisch mit (vor allem abhängigkeitserzeugenden) Arzneimitteln umzugehen. In diesem Zusammenhang ist auch der Begriff einer „medikamentösen Fixierung“ wesentlich. Darunter versteht man die Verabreichung von Arzneimitteln mit dem Ziel, herausfordernde Handlungsmuster abzustellen.

Die Medikamente bremsen Beweglichkeit und Antrieb der Patienten. Sie laufen deshalb Gefahr, an den Folgen der erzwungenen Immobilität zu erkranken, zu denen Lungenentzündung, Thrombose, Dekubitus und Kontrakturen zählen (▶ Kap. 5.1.1).

Literatur

[1] Altenpflege heute. 3. Aufl. München: Elsevier, 2017.

[2] Dr. Horst Bickel: Die Häufigkeit von Demenzerkrankungen. Informationsblatt 1, Deutsche Alzheimer Gesellschaft e. V., 2020.

[3] Pflege heute. 7. Aufl. München: Elsevier, 2019.

[4] Förstl H, Kleinschmidt C: Demenz – Diagnose und Therapie. Stuttgart: Schattauer, 2011.

[5] Deutsche Gesellschaft für Neurologie: Leitlinie Demenz. www.dgn.org/images/stories/dgn/leitlinien/ll_demenz/ll-demenz-lang-170210.pdf (letzter Zugriff: 01.11.2020).

[6] Deutscher Apotheker Verlag: Medikamente gegen Demenz. https://www.apotheken.de/krankheiten/hintergrundwissen/12539-medikamente-gegen-demenz-antidementiva (letzter Zugriff: 01.11.2020).

[7] Kastner U, Löbach R: Handbuch Demenz. 2. Aufl. München: Elsevier, 2010.

[8] Medizinischer Dienst der Spitzenverbände der Krankenkassen: Grundsatzstellungnahme – Ernährung und Flüssigkeitsversorgung älterer Menschen. Abschlussbericht der Projektgruppe 39. Essen 2003.

[9] Kitwood T: Demenz – Der personzentrierte Ansatz im Umgang mit verwirrten Menschen. 6. Aufl. Bern: Hogrefe, 2008.

[10] Messer B: 100 Tipps für die Validation. Hannover: Brigitte Kunz, 2009. MultiMind 5/04.

[11] Luczyn D, Rust S: Liebe ist kein Gefühl – Ein Interview mit Marshall B. Rosenberg. MultiMind 5/04. S. 26–30.

[12] Urban A, Staack S: 10-Minuten-Aktivierung – Aktivierung von Menschen mit Demenz im Pflegealltag leicht und schnell umsetzen. Bonn: PRO PflegeManagement, 2011.

[13] Bundesministerium für Familie, Senioren, Frauen und Jugend: Gemeinsam für Menschen mit Demenz – die Handlungsfelder. 1. Aufl. 2014.

[14] Bundesministerium für Familie, Senioren, Frauen und Jugend: Wir unterstützen Menschen mit Demenz. 2. Aufl. 2017.

[15] Bundesministerium für Familie, Senioren, Frauen und Jugend: Wirkungen der lokalen Allianzen für Menschen mit Demenz. 2020.

[16] Bundesministerium für Gesundheit: Pflegeleistungen zum Nachschlagen. 7. aktualisierte Aufl. 2020.

[17] Bundesgesundheitsministerium: Ratgeber Pflege. 22. aktualisierte Aufl. 2020.

[18] Deutsches Netzwerk für Qualitätsentwicklung in der Pflege (Hrsg.): Expertenstandard Dekubitusprophylaxe in der Pflege (DNQP). 2. Aktualisierung 2017.

[19] von zur Mühlen M, Keller Ch: Pflege konkret – Chirurgie Urologie Orthopädie. 5. Aufl. München: Elsevier, 2018.

[20] Deutsche Gesellschaft für Suchtforschung und Suchttherapie; Deutsche Gesellschaft für Psychiatrie, Psychotherapie und Nervenheilkunde: Leitlinie Medikamentenabhängigkeit. 2006.

Register